新版 葱·姜·蒜·酒·茶·醋

治病特效方

膳书堂文化◎编

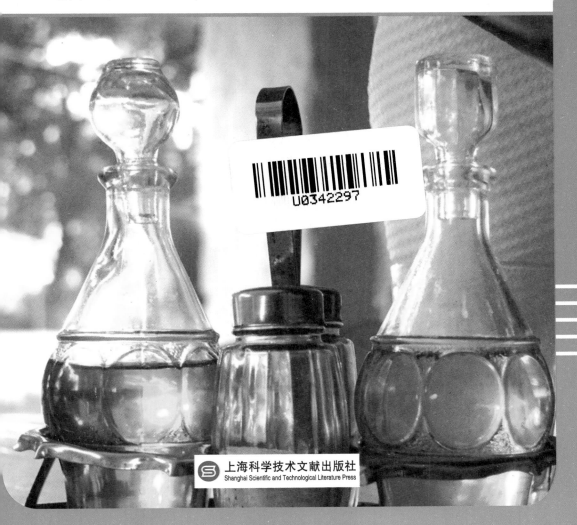

上海科学技术文献出版社
Shanghai Scientific and Technological Literature Press

图书在版编目（CIP）数据

新版葱·姜·蒜·酒·茶·醋治病特效方 / 膳书堂
文化编 . —上海：上海科学技术文献出版社，2017
（健康医疗馆）
ISBN 978-7-5439-7449-4

Ⅰ . ①新… Ⅱ . ①膳… Ⅲ . ①食物疗法

Ⅳ . ① R247.1

中国版本图书馆 CIP 数据核字（2017）第 125985 号

责任编辑：张 树 李 莺

助理编辑：杨怡君

新版葱·姜·蒜·酒·茶·醋治病特效方

膳书堂文化 编

*

上海科学技术文献出版社出版发行

（上海市长乐路 746 号 邮政编码 200040）

全 国 新 华 书 店 经 销

四川省南方印务有限公司印刷

*

开本 700×1000 1/16 印张 9 字数 180 000

2017 年 7 月第 1 版 2017 年 7 月第 1 次印刷

ISBN 978-7-5439-7449-4

定价：29.80 元

http://www.sstlp.com

在民间流传着许多关于葱、姜、蒜、酒、茶、醋的谚语，如"吃好葱姜蒜，病痛少一半""鼻子不通，吃点火葱""夏天一日三片姜，不劳医生开药方""只要三瓣蒜，痢疾好一半""大蒜是个宝，抗癌效果好"等，另外还有"宁可三日无盐，不可一日无茶""常喝茶，少烂牙""小饮小人参""多食一点醋，不用上药铺"等说法。意思就是说，正确食用葱、姜、蒜、酒、茶、醋可以防治疾病。

因此，自古以来葱、姜、蒜、酒、茶、醋都是养生家们的秘密法宝。在《论语》中，孔子提出："不撤姜食，不多食。"唐代大医学家孙思邈曾以"一人饮一家无疫，一家饮一里无疫"的诗句来盛赞酒。南宋理学家朱熹日常喜食葱，认为"葱补丹田"。清代乾隆皇帝平日酷爱饮茶，而每晚临睡前也会喝一杯醋，而这无疑是他长寿的两种"御方"。现代诗人臧克家则把蒜列为其养生四宝之一。等等。

现在，日常的饮食通常是五花八门。很多时候，人们只在乎食物的味道，而忽略掉食物对人体的作用；或者知道葱、姜、蒜、酒、茶、醋对身体有好处，但并不知道怎样食用才能达到最佳最好。鉴于此，本书结合最新的研究成果，将复杂繁多的葱、姜、蒜、酒、茶、醋的灵验单方、验方进行了精心提炼，最终筛选出最为行之有效的方例，并按照内科、外科、五官科、儿科、妇科、男科等进行了分类，希望能为广大读者提供一些帮助。

此外，本书所介绍的治病方例只能作为医学科普知识供读者参考使用，尤其是一些药物剂量不具有普遍适应性。所以，在使用时应灵活运用或遵医嘱，以免贻误病情。

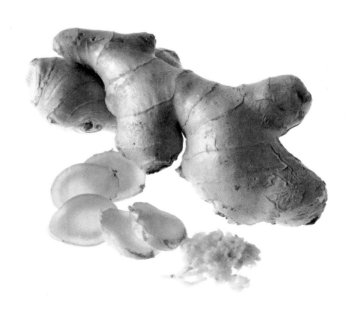

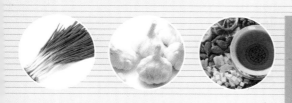

目 录
Contents

Part 1 上篇　药性常识与治病原理　　　　　　　1

茶、酒是我国传统文化的重要组成部分，而葱、姜、蒜、醋更与我们的日常生活密不可分。特别需要说明的是，它们不仅可以用于烹饪调味、佐菜或饮用，同时还可以单独或与其他食物相配合，广泛用于防病治病、美容健身。而这正验证了一句古语：医食同源，药食同用。

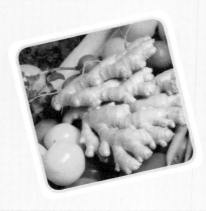
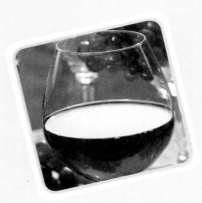

1

下篇　常见病良方

> 用葱、姜、蒜、酒、茶、醋来治病的历史源远流长，它们的身影在名医名著的记载中屡见不鲜，而在民间的偏、单、秘、验方中也出现频繁。现在，虽然中西医的医疗技术与日递进，但这些具有神奇"妙用"的传统疗法依然占有重要地位，是治病疗疾的常见方法。这些方法操作简单，安全有效，很适合广大养生家或疾病困扰者采用。

Part 1 上篇　药性常识与治病原理

　　茶、酒是我国传统文化的重要组成部分，而葱、姜、蒜、醋更与我们的日常生活密不可分。特别需要说明的是，它们不仅可以用于烹饪调味、佐菜或饮用，同时还可以单独或与其他食物相配合，广泛用于防病治病、美容健身。而这正验证了一句古语：医食同源，药食同用。

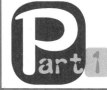
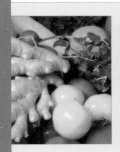
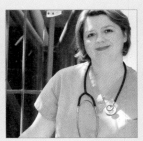
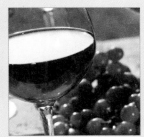
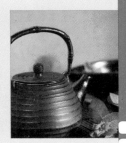
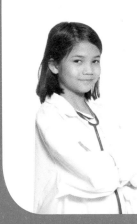
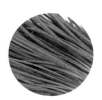
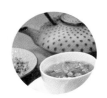
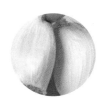

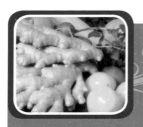

食用及药用功效

葱、姜、蒜、酒、茶、醋是我们日常生活中不可缺少的必备品。这些食物既可以充饥，又能祛病，是家庭保健中的"灵药"。

葱

我国栽培葱的历史已有3000多年。2000多年前的《礼记·曲礼》对葱便有记载，而到1800多年前的汉代对葱的栽培已有相当的研究。在北魏农书《齐民要术》中，更有对葱的专门论述。

古代（中世纪），军队将士把葱放在胸口当作护身符。古希腊罗马人把葱作为军粮中必发食物之一，认为常食葱可增加士兵的体力和勇气，从而打败敌人。古斯拉夫的士兵上战场

时，靴子里都放三根葱，认为可以使士兵变得更英勇。

葱，百合科植物，别名：大葱、葱白、生葱、青葱、四季葱和事草。其味辛辣性温，入肺、胃经，葱全身可入药，具有解表散寒、通阳抑菌之功效。梁代陶弘景《名医别录》记载："葱可除肝中邪气，安中利五脏，杀百药毒。"明朝李时珍说："葱乃释家五荤之一，生辛散，熟悉甘温，外实中空，肺之菜也，肺病宜食之。"带须葱白外用能散寒发汗，内服可通阳止痛，而葱叶利尿、葱籽强壮、葱汁解毒。

新鲜葱茎含大蒜素、蛋白质、脂肪、糖、钙、磷、铁、胡萝卜素及B族维生素、维生素C和烟酸。

葱在我国各地均有栽植，山东章丘的"葱中之王"——一根重量可达1.5千克。

药用功效：

（1）葱白中的大蒜素等成分对

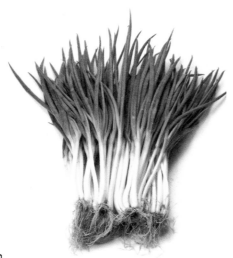

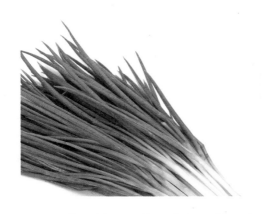

白喉杆菌、结核杆菌、痢疾杆菌、葡萄球菌及链球菌等有抑制作用，水浸剂（1：1）对多种皮肤真菌有抑制作用；

（2）葱叶中所含的黏液质对皮肤和黏膜有保护作用；

（3）葱叶所含的硫化合物有轻度局部刺激、抑菌、缓下及驱虫作用；还有预防胃癌、结肠癌、直肠癌的作用。

（4）葱具有健胃、营养、发汗、祛痰和通乳、利尿、通便等作用；

（5）葱可增加纤维蛋白的溶解活性，消散瘀血、降低血脂、防治动脉硬化、抗衰老、预防呼吸道和消化道传染病；

（6）葱的辛辣气味能刺激肾上腺素的分泌，促进脂肪分解，消耗更多的热量，减肥作用明显。

禁忌：葱为辛热之品，阴盛有火。因此，表盛多汗者不宜多食。

姜

姜原产于东南亚东南部热带森林地区，我国也是原产地之一。别名：生姜、子姜、母姜、干姜、地辛、百辣云等。周代已开始人工栽培姜，春秋战国时期，人们已深知吃姜对人的好处。2000多年前的《礼记》中已有楂梨姜桂的记载。汉墓出土文物中就有生姜。孔子也主张"不撤姜食"，把姜列为食谱中不可缺少之物。

姜为姜科植物，根茎味辛性微温，气香特异，入肺、脾、胃经，有发汗解表、温中止呕功效。药用可分鲜姜、干姜和泡姜。按中医理论，姜是助阳之品，姜含挥发性姜油酮和姜油酚，有活血、祛寒、除湿、发汗之功，特别是具有利胆、健胃止呕、辟腥臭、消水肿的作用，与蜂蜜合用有益于治疗肝病。"家备小姜，小病不慌"，"夏季常吃姜，益寿保安康""冬吃萝卜夏吃姜，不劳医生开药方""四

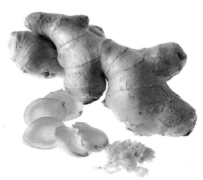

3

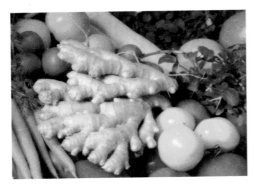

季吃生姜，百病一扫光""冬有生姜，不怕风霜""早吃三片姜，胜过人参汤"。诸多民谚都反映了生姜的保健功效。《中国医药报》也介绍说："天天含姜，不用开方。"

化学成分：生姜含姜辣素及人体必需的氨基酸、蛋白质、脂肪、淀粉、粗纤维、胡萝卜素、维生素C、磷、钙、铁和姜烯、姜醇、樟烯、水芹烯、龙脑、枸橼醛及按油精等多种挥发油。

现今家家都用姜作为菜肴的调味佳品，其辛辣芳香之味可使菜肴变得更加鲜美可口，使人食欲倍增。

现代研究更加证实，姜是极好的保健食品，含有人体必需的氨基酸、硫胺素、尼克酸及钙、磷、铁等多种营养成分，其挥发油、辛酸素等对人体各系统都有一定功效。近年来，国内外学者还发现姜能预防癌症，防治胆结石。

此外，生姜还具有抗衰老作用。美、日学者研究发现，生姜不仅能防止含脂肪食品的氧化变质，而且当生姜的辛辣成分被人体吸收后，还能抑制体内过氧化脂质的产生，从而起到抗衰老作用，比维生素E抗氧化更有效。

药用功效：

（1）姜所含姜辣素、姜烯酮等多种挥发油，对心脏和血管有刺激作用，能引起血管扩张和中枢神经兴奋，使全身有温热感，出汗增多，有助于细菌毒素的排出；

（2）抗真菌；

（3）增强和加速血液循环；

（4）刺激胃液分泌，促进消化活动，调节胃肠功能；

（5）灭滴虫；

（6）祛风散寒，发汗解毒；

（7）生姜的辛辣成分能抑制人

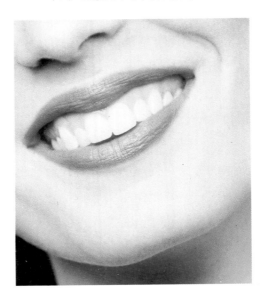

体氧化物的产生，其抗衰老作用比维生素 E 更有效。

提示：生姜性温辛散，多食会口干、喉痛，甚者引致肾脏发炎，因此阴盛内热出血、目赤有肾疾者忌用。发霉变质的生姜不能再用，以防其黄樟素诱发肝癌、食管癌。

蒜

大蒜又名葫，别名：大蒜、蒜头、独头蒜、独蒜、葫蒜或葫等。为百合科植物的根茎，性温味辛辣，所含大蒜辣素具有很强的杀菌作用，对于细菌性、真菌性与原虫性感染性疾病有明显的预防与治疗作用，并且对伤风、哮喘、麻疹、惊厥等疾病也有极佳的疗效。

化学成分：大蒜鳞茎含植物杀菌素，即大蒜辣素为主要成分的挥发性油约 2%，大蒜油已经分析鉴定含有 6- 甲基 -1- 硫杂 -2 等 20 个化合物。新鲜鳞茎含水 70%、碳水化合物 23%、蛋白质 4.4%、粗纤维 0.7%、脂肪 0.2%，每 100 克鳞茎含磷 44 毫克、钙 5 毫克、铁 0.4 毫克、硫胺素 0.24 毫克、核黄素 0.03 毫克、尼克酸 0.9 毫克、维生素 C 3 毫克。明朝李时珍名著《本草纲目》称："大蒜其气熏烈，能通五脏，达诸窍，去寒湿，辟邪恶，消痛肿，化症积肉食此其功也。"国内外还报道蒜能降脂降糖及防癌抗癌。

药用功效：

（1）对各种细菌性、真菌性及原虫性感染性疾病均有明显的预防与治疗作用；

（2）大蒜汁、大蒜浸出液及蒜素在试管内对葡萄球菌、脑膜炎双球菌、肺炎双球菌、链球菌、白喉杆菌、大肠杆菌、痢疾杆菌、伤寒杆菌、副伤寒杆菌、炭疽杆菌和霍乱弧菌等多种病菌都有明显的抑菌或杀菌作用，甚至青霉素、链霉素、氯霉素及金霉素等已经耐药的细菌仍可被大蒜制剂所杀灭，尤其紫皮蒜比白皮蒜的杀菌

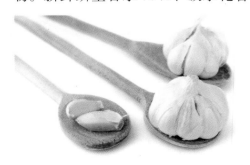

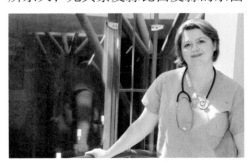

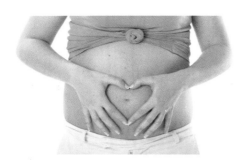

作用更强；

（3）大蒜中的植物杀菌素，对家兔、大鼠感染性及无菌性创伤均有治疗作用，它可使创面由灰色变成玫瑰红色，化脓现象消除，气味消失，死皮广泛增生；

（4）大蒜制剂能减缓心率、增强心肌收缩力、扩张末梢血管、利尿，对治疗高血压及实验性动脉粥样硬化有明显疗效；

（5）右下腹局部涂敷大蒜糊剂可治疗阑尾炎；

（6）口服大蒜可使胃蠕动加强、胃酸量增加；

（7）大蒜汁在试管内能很快杀死滴虫；

（8）大蒜对高血脂和血液凝固性变化有非常显著的保护作用；

（9）口服大蒜提取物能提高血液中的胰岛素含量，降低血糖；

（10）提纯的大蒜油对亚硝胺诱发的大鼠肝癌前病变有明显的抑制作用；

（11）大蒜素对白血病细胞集落生长有明显的抑制作用；

（12）大蒜粗提物具有抗有丝分裂的作用；

（13）大蒜可完全抑制乳腺瘤的发生；

（14）大蒜制剂口服可以改善慢性铅中毒的症状；

（15）大蒜乙醇提取物能兴奋子宫，加强雌二醇对子宫的兴奋作用；

（16）大蒜的抗凝血成分有降低血钙的作用；

（17）吃生大蒜能有效预防胃癌、食管癌、肝癌、鼻咽癌的发生；

（18）大蒜可激发人体免疫功能，促使吞噬细胞去吞噬癌细胞；

（19）大蒜可治愈高血压、低血压、肠道寄生虫病、咳嗽、气喘、感冒、肠内腐败、直肠疾病、肺结核、糖尿病等；

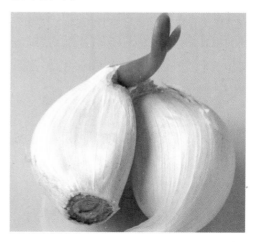

（20）大蒜具有强力解毒的作用，能中和经由空气、食物和水等媒介进入体内的一切毒素，避免身体受到损害；

（21）大蒜还可解汞、铅、镉等重金属的毒害；

（22）大蒜能增加肠道对营养素的吸收，增进健康，延年益寿。

提示：

① 个别患者服大蒜浸液后有恶心、胃部烧灼感、肠鸣等反应，须改在饭后或随饭菜服用；

② 服大蒜挥发油的少数患者也有恶心、嗳气、口干、口苦、便秘、眼分泌物增多、视物模糊、皮肤发热、易疲劳等不适症状，在停药一周后可自行消失；

③ 长期注射大蒜液可引起静脉炎；

④ 大蒜之辛能散气，热能散火，易伤肺、损目、昏神；

⑤ 肝炎患者不宜多吃蒜。

酒

酒是由米、麦、黍、高粱和曲酿成的一种饮料，它不仅有醇香的美味，而且饮后还会令人心情舒畅，忘却烦恼、全身放松、减轻疲劳、振奋精神。

因此，酒成为世界各国人民喜爱的饮料之一。酒的历史也相当悠久，酒更可入药辅治各种疾病。酒的成分因原料、酿造、加工、贮藏等条件不同而相差极大。在酿造上，酒分为蒸馏酒（如高粱酒）与非蒸馏酒（如葡萄酒）两大类。凡是酒类都含有乙醇，蒸馏酒除乙醇的含量高于非蒸馏酒外，另含高级醇类、脂肪酸类、酯类、醛类以及少量挥发酸和不挥发酸。

【性味】甘、苦、辛，温，大热，有毒。

【归经】入心、肝、肺、胃经。
内服：温饮、和药同煎或浸药。
外用：淋洗、漱品或摩擦。
药用功效：

（1）酒中含有乙醇，乙醇对中枢神经系统的作用与麻醉剂相似。由于乙醇引起的兴奋期太长，大量饮酒会导致大脑麻痹但安全度不够，因而酒没有作为麻醉剂使用。乙醇的兴奋作用是大脑抑制功能减弱，大量饮酒

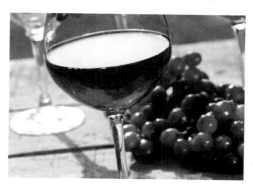

者会丧失应有的理智，同时辨别力、记忆力、集中力和理解力也相应减弱或消失，视力（中枢性）也常出现障碍。

（2）中等量乙醇可扩张皮肤血管，所以喝酒会使皮肤发红而有温暖感，对循环系统有着较大的影响。一般来说，中等量乙醇对心脏功能并无明显增强，但大量乙醇则可麻痹大脑中枢而导致循环虚脱。

（3）饮酒对消化系统的影响。饮乙醇含量较低的酒类（10%上下），可促进胃液、胃酸分泌，故溃疡病患者应禁酒类。更高浓度（20%以上）乙醇内服则抑制胃液分泌，减弱胃蛋白酶活性。40%以上则对胃黏膜有强烈刺激，喜饮烈性酒者多患慢性胃炎。乙醇内服时所见的恶心、呕吐，主要是由于在体内氧化的中间乙醛产物刺激了呕吐中枢。

（4）乙醇局部涂擦于皮肤，可加速热的挥发，故有冷感，可用于高热患者。高浓度乙醇能使细胞原浆脱水并发生沉淀，所以有收敛及刺激作用。其杀菌作用以70%者作用最强，低于60%或高于80%者功效皆较低。

（5）乙醇在胃肠道中吸收迅速，一般约有20%在胃中吸收，其余在小肠中吸收。空胃时吸收最多，CO_2可促进其吸收。乙醇浓度较低之酒类，易于吸收，高浓度者吸收反较缓慢。进入体内之乙醇约有90%～98%被完全氧化，放出高达29.7千焦／克的能量（介于脂肪与碳水化合物之间），可为机体所利用。成人一般1小时可氧化乙醇约10毫升，曾有报告说1天内最多氧化380毫升。

提示：因酒精有毒性，所以大量饮酒会导致酒精中毒。

① 急性中毒：轻者不过兴奋及呕吐，不需特殊治疗。重者陷入昏睡状态，应洗胃或注射咖啡因，也可用麻黄碱、苯丙胺等，并注意保温。

② 慢性中毒：嗜酒成癖者对乙醇产生耐受性，饮量渐大，但有一定限度，一般只超过正常3～4倍，这是吗啡不能比拟的。

③ 因饮酒后皮肤有温暖感而将酒视为御寒药，实属不当。因寒冷时皮肤血管收缩属保护性反射，饮酒后抑制了血管运动中枢，皮肤血管扩张而使大量的热量损失，更增加冻死的危险性。

茶

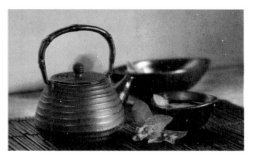

茶在我国早已被广泛应用，茶更有治病的功效，别名：茶叶、茗，分为苦茶、腊茶、细茶、花茶、绿茶、红茶等。历代医家的论述都有不少独到之处。《神农本草经》就记载："茶味苦，饮之使人益思、少卧、轻身、明目。"又说："神农尝百草，日遇七十二毒，得茶而解之。"《本草纲目》中也说："茶主治喘急咳嗽，去痰垢。"又说："茶苦而寒，最能降火……火为百病，火降，则上清矣。"《唐本草》说："茶味甘苦，微寒无毒，去痰热，消宿食，利小便。"张仲景还明确指出："茶治便脓血甚效。"古时高濂在《遵生八笺》中说："每食已，辄以浓茶漱口，烦腻顿去而脾胃自清。凡肉之在齿间者，得茶漱涤之，乃尽消缩，不觉脱去，不烦刺挑也。"

化学成分：茶叶里含有咖啡因、茶碱、茶多酚、黄嘌呤、无色花青甙、可可豆碱、紫云英甙、槲皮素、麦角甾醇、胡萝卜素及维生素 A、B、C 等有机化合物达 450 种以上，宏量矿物质和微量元素也有 20 余种。

现代医家还在不断研究发现茶的许多新奇功效。巴基斯坦学者最近得出研究报告："体内失水代谢物沉积于毛细血管壁阻碍体液流动，使细胞代谢变慢，人便开始变老；而绿茶则能有效地清除这种失水代谢物，推迟或终止细胞的失水过程，延缓机体的衰老，使生命得以延续，使皮肤变得细嫩柔软。"中、美科学家多次合作的流行病调查和实验研究证实，微量元素硒是一种抗癌元素。美国国家癌症研究所指出："世界上凡是食物中含硒较高的地区，胃癌、肺癌、膀胱癌、结肠癌的发病率都很低，适量的硒能降低一些癌症的发病率。而在同一地区的食物中，茶叶中的硒含量是最高的。"日本学者对广岛原子弹爆炸区幸存者的调查及动物实验表明，惯于喝绿茶的幸存者恢复快、存活率高、血液病发病率低。另外，冷水茶可治糖尿病，这一研究成果已得到世界卫生组织的确认。研究表明，茶叶中含有能促进唯一的降糖激素——胰岛素合成的物质。人们的研究还发现，茶能预防龋齿、感冒和肥胖病，能抵抗烟草的三大毒害。0.5% 的茶水浸泡过的肉类保鲜保质期可延长 1 倍（这是新加坡国立大学达斯教授用中国茶研究得出的最新结果），尤其茶预防肾上腺素氧化的作用比维生素 E 还要高出 18 倍。茶叶中的茶多酚不但能吸收进入人体的放射性锶，而且还能将已经深入骨髓（可致骨癌）的放射性锶吸出来排出体外，因此被誉为"原子时代的饮料"。

药用功效：

（1）古人早就总结出茶有提神益思、消食解腻、利尿解毒、减肥健美、清心明目等功效；

（2）近代研究茶叶有增速心搏、增强心室收缩的作用，其强度是绿茶最强，青茶次之，红茶最弱；

（3）茶叶内的复合体儿茶酚制剂（即茶丹宁）既是有效的毛细血管壁加强剂，又是甲状腺活动的有效调节剂；

（4）试验证明，给静脉注射茶丹宁可有效控制外周炎症现象的发展；

（5）茶叶中所含的茶丹宁有降压作用，尤其降低收缩压作用十分明显；

（6）常饮茶对痢疾杆菌、霍乱弧菌均有明显的抑制作用，尤其第一次更显著；

（7）茶对黄曲霉素所致的肝癌有抑制作用，对体外培养以及胃腺癌细胞有明显的细胞毒作用，尤其绿茶效果明显；

（8）绿茶的多酚类化合物抗氧化能力很强，能明显抑制 TPA 的促癌作用，对肿瘤有预防作用；

（9）茶叶中的儿茶素有防龋效果，对肝脏有保护作用；

（10）乌龙茶对高胆固醇血症及动脉粥样硬化斑块的形成有良好的防治作用；

（11）茶叶的碘、氟可防治甲亢，促进人体骨髓、牙齿、毛发、指甲的健康发育；

（12）茶有抗放射损伤作用，也是原子时代的最佳饮料；

（13）饮茶可利尿排毒，增进肾脏功能，对肝炎、肾炎和白血病有较好的辅助治疗作用；

（14）绿茶具有促进造血，防治恶性贫血的作用；

（15）饮茶还能增强辨色能力，对防治夜盲也有功效；

（16）茶叶种类繁多，品种不同，作用各异，故须知：红茶暖胃，绿茶止痢，花茶止渴，青茶除腻，苦茶降火，菊花茶清肝，乌龙茶健身，绞股蓝茶抗癌；

（17）饮用时应注意：早饮提神，

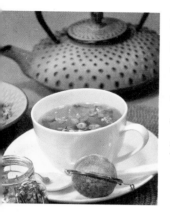

午饮消食，晚饮难睡，冷饮伤胃，饱饮胀肚，久饮浓茶伤身，夏季暑热宜饮绿茶，冬季胃寒宜饮红茶。

提示：

① 临睡前不宜喝浓茶，以免引起失眠；

② 常喝浓茶会影响牙齿的洁白；

③ 吃安眠药及含铁的补血药时，不宜用茶水送服，以免影响药效；

④ 饮茶宜清淡，忌浓忌多；

⑤ 茶具要经常清洁；

⑥ 用矿泉水泡茶最好，不宜用开水泡茶；

⑦ 茶以热饮为宜；

⑧ 胃寒者不宜饮绿茶，更不能饮冷茶水。

醋

按各酿造地分称山西老陈醋、四川保宁醋、辽宁速酿醋、北京熏醋、镇江醋等等，按色泽有白醋、红醋两种，按原料又分称糯米醋、大麦醋、小麦醋、曲醋、糖醋、桃醋、杏醋、柿醋等（入药者多用米醋）。别名：米醋、食醋、香醋、酸醋，古称醯、酢、苦酒等。

人类食用醋的历史非常悠久，有人认为有10000多年了。有关醋的记载至少也有3000多年，它和食盐一样，属于最古老的调味品。我国在数千年前就已掌握谷物酿醋的技术，3000多年前周公所著《周礼》中就有关于酿醋的记载，而到了春秋战国时期已有专属酿醋的作坊。

醋在人们的日常生活中有十分广泛的用途，烹调菜肴时加醋可去腥解腻，又能增加菜肴的色香味，并且还能使其中的营养成分免受损失，使动物性食品中的钙质溶解，易为人体所吸收利用。用醋渍食物，既增加食物风味，又有防腐作用。人们最常吃的醋拌凉菜，不仅味鲜可口，还能帮助杀菌，避免肠道传染病的发生。

醋的主要成分：1%～5%的醋酸（乙酸），此外还含成分有乳酸、葡萄酸、琥珀酸、氨基酸、糖分、甘

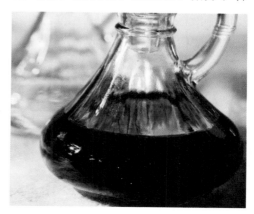

油、醛类化合物和盐类等。醋的一般组成为浸膏质、灰分、挥发酸、不挥发酸和还原糖，具体物质有高级醇类。近年来，国内外科学家发现醋中也有抗癌物质。

现代科学研究证实，醋中的挥发性物质及氨基酸等能刺激人的大脑神经中枢，使消化液分泌增多、使消化功能加强；醋含的丰富营养物质，可提高肝脏的解毒及新陈代谢能力，从而减少肝病的发生；醋是碱性食品，可以中和人体中的酸性物质，维持人体内环境的酸碱平衡；醋能抑制和降低人体衰老过程中过氧化脂质的形成，减少老年斑，延缓衰老，延长寿命；醋中氨基酸除促使人体内过多的脂肪转变为体能消耗外，还可使糖与蛋白质等新陈代谢顺利进行，具有很好的减肥作用；醋中醋酸、乳酸、氨基酸、甘油和醛类对人体皮肤有柔和的刺激作用，能使小血管扩张，增加皮肤血液循环，杀死皮肤上的细菌，使皮肤光润，因而具有美容护肤的功效。此外，醋还能解酒防醉、治疗便秘、防治糖尿病，常食醋可使人精力充沛，体质强壮，对人的身心健康都十分有益。

药用功效：

（1）灭病毒；防感冒；

（2）溶钙质，治结石，治骨质增生；

（3）散瘀血，止出血；

（4）驱风寒，逐湿邪；

（5）除疮毒，消臃肿；

（6）治烫伤，愈瘢痕；

（7）疗皮肤，美容颜；

（8）理诸药，降食毒；

（9）疗虫毒，止疼痛；

（10）驱蛔蛲，灭滴虫；

（11）治霍乱，疗痢疾；

（12）助睡眠，降血压；

（13）疗妇病，治儿疾；

（14）止诸痛，安心身；

（15）急救、抗癌亦常用。

提示：

① 醋虽至善至美，但切不可多食，又必须对症下药，否则"伤人肌脏"，既伤筋骨，又伤脾胃；

② 脾胃有病，胃酸过多的胃、十二指肠溃疡，勿多食醋；

③ 风寒咳嗽、外感疟痢初起皆忌醋；

④ 骨伤者醋外敷切不可过久；

⑤ 佝偻病患儿不宜用醋，以免诸骨变形软弱；

⑥ 就其配伍而言，服茯苓丹参者忌醋，服乳汁及乳养之儿忌食。

Part 2 下篇 常见病良方

用葱、姜、蒜、酒、茶、醋来治病的历史源远流长，它们的身影在名医名著的记载中屡见不鲜，而在民间的偏、单、秘、验方中也出现频繁。现在，虽然中西医的医疗技术与日递进，但这些具有神奇"妙用"的传统疗法依然占有重要地位，是治病疗疾的常见方法。这些方法操作简单，安全有效，很适合广大养生家或疾病困扰者采用。

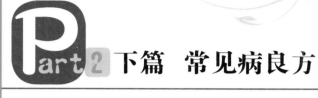

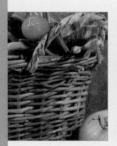
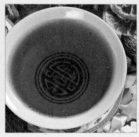
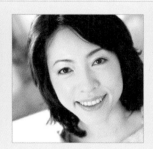
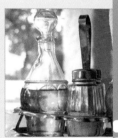

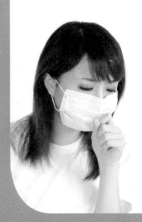
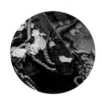
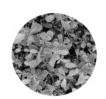
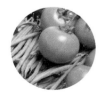

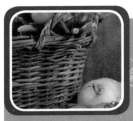

内科病良方

葱、姜、蒜、酒、茶、醋是我们日常生活中不可缺少的必备品。这些食物既可以充饥，又能祛病，是家庭保健中的"灵药"。

感冒

普通感冒或称伤风、冒风、冒寒。感冒是风邪侵袭人体所引起的以头痛、鼻塞、流涕、喷嚏、恶寒、发热、周身酸痛为主要特征的常见的外感性疾病。

疗法一

【组成】葱白、淡豆豉各适量。

【制配】将葱白洗净、切碎，和淡豆豉一起入锅煎汤，每日温服3次。

【主治】感冒。

疗法二

【组成】葱白60克。

【制配】将葱白洗净切碎，加3杯水，煎为2杯，趁热服1杯，30分钟后，再服1杯温的。

【主治】感冒。

疗法三

【组成】连须葱白30克，生姜30克。

【制配】将连须葱白、生姜洗净切碎，加30毫升醋，300毫升水，煎汤，每日温服2～3次。

【主治】感冒。

疗法四

【组成】大蒜3头，葱白10根。

【制配】将大蒜、葱洗净切碎放入热粥中煮沸，趁热服下。

【主治】感冒（初起头痛鼻塞）。

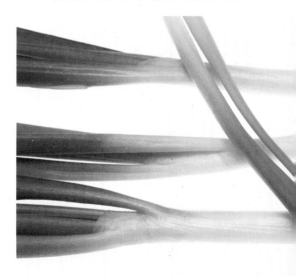

疗法五

【组成】大蒜、葱白、生姜各适量。

【制配】将大蒜、葱白、生姜洗净切细，加水煮汤，喝汤前可加胡椒粉适量，盖被发汗。

【主治】感冒（初起头痛鼻塞）。

疗法六

【组成】葱白适量。

【制配】将葱白洗净捣烂取汁，滴入鼻孔。

【主治】感冒。

疗法七

【组成】大葱3根，生姜5片，红糖10克。

【制配】将大葱、生姜洗净切碎，加水、糖一起煮汤热服。

【主治】感冒。

疗法八

【组成】大蒜适量。

【制配】将大蒜剥皮削成圆条，塞入鼻孔内，20分钟后取出，每天3次或上下午各1次。

【主治】感冒（初起鼻塞）。

疗法九

【组成】葱白1根，淡豆豉5克，生姜3片。

【制配】将葱白洗净切碎，同淡豆豉、生姜水煎，10分钟后热服，汗出即愈。

【主治】感冒。

疗法十

【组成】葱白3根，生姜3大片。

【制配】将葱白洗净切碎，生姜切片入锅煮汤。顿服，盖被发汗，避风，2～3次即愈。

【主治】感冒。

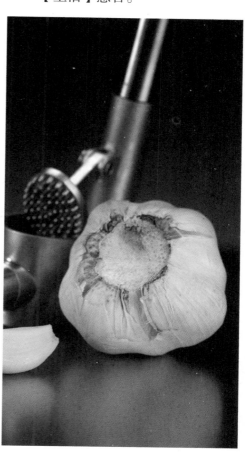

疗法十一

【组成】大蒜适量。

【制配】将大蒜去皮，洗净捣烂如泥。放置鼻前吸闻，每日可多次进行。

【主治】感冒。

疗法十二

【组成】大蒜、生姜各适量。

【制配】将大蒜、生姜洗净切碎加热汤中食用，盖被发汗。

【主治】感冒。

疗法十三

【组成】白米50克，葱白适量，豆豉10克。

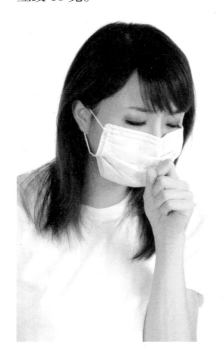

【制配】先将白米淘净煮粥，快熟时放入葱、豆豉煮沸，趁热服下。

【主治】感冒。

疗法十四

【组成】生姜10克切片，红糖10克。

【制配】将生姜、红糖放在一起水煎或开水冲泡，趁热服下，盖被出汗即愈。

【主治】感冒。

疗法十五

【组成】葱白5～10根。

【制配】冷开水洗净，切碎，沸水冲泡，趁热服下，汗出即愈。

【主治】感冒。

疗法十六

【组成】葱白、白米各适量，食醋少许。

【制配】将葱白洗净切碎与米煮粥，粥煮好后放入少许的醋，热服取汗。

【主治】感冒。

疗法十七

【组成】葱白2～3根。

【制配】将葱白洗净生吃，用热酒送下。

【主治】感冒。

疗法十八

【组成】葱白、香菜各15克。

【制配】将葱白、香菜洗净切碎，水煎，每天1次，连服2～3天。

【主治】感冒。

疗法十九

【组成】生姜10～30克，粳米50克。

【制配】将生姜洗净捣烂，和粳米煮粥，趁热服下，盖被取汗。

【主治】感冒。

疗法二十

【组成】大葱须3个，白菜根3～5个，生姜3片，红糖6克。

【制配】白菜根去老皮切片，与葱、姜同煎，煎好后加红糖温服。

【主治】感冒。

疗法二十一

【组成】大蒜、生姜各15克。

【制配】将大蒜、生姜洗净切片，加水1碗煎至半碗，加适量红糖，在临睡前1次服下。

【主治】风寒感冒。

疗法二十二

【组成】热汤面一碗，加入葱白、白胡椒粉各适量拌匀。

【制配】趁热吃下，盖被而卧，汗出即愈。

【主治】感冒。

疗法二十三

【组成】生姜适量。

【制配】将生姜洗净切碎，加等量青茶煎，每次服6克，不限时。

【主治】风寒感冒。

疗法二十四

【组成】葱头3个。

【制配】将葱头洗净切碎，入锅煎汤，趁热喝，临睡前用热水烫脚盖被取汗即愈。

【主治】风寒感冒。

疗法二十五

【组成】大蒜适量。

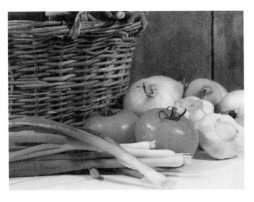

【制配】将大蒜去皮洗净含口中，咽唾液，一直到大蒜无味，再换含 1 瓣。

【主治】风寒感冒。

疗法二十六

【组成】生姜 30 克，连须葱白 10 根，黄酒适量。

【制配】用黄酒将生姜、连须葱白同煎，顿服。夏季用半量。

【主治】风寒感冒。

疗法二十七

【组成】白酒 25 毫升，鸡蛋 1 个，白糖适量。

【制配】先将白酒煮到酒精散尽，然后打入鸡蛋，加白糖 1 匙，开水冲服。

【主治】风寒感冒。

疗法二十八

【组成】连须葱白 6 根，粳米适量。

【制配】将连须葱白洗净切碎，放入粳米中煮粥热服，盖被发汗。

【主治】风寒感冒。

疗法二十九

【组成】绿豆 50 克，白糖 30 克。

【制配】将绿豆、白糖放入锅内煮水取汁，顿服，1 日 2 ～ 3 次。

【主治】风寒感冒。

疗法三十

【组成】红糖 15 克，茶叶 6 克，芝麻酱适量。

【制配】将红糖、茶叶、芝麻酱放一杯子中，用沸水冲泡，顿服。

【主治】风寒感冒。

疗法三十一

【组成】绿茶 5 克（布包），绿豆 20 克。

【制配】将绿茶、绿豆一起放在一杯中，加水 300 毫升，文火煮至 150 毫升，去茶包，加糖适量，分 1 次或几次服。

【主治】风寒感冒。

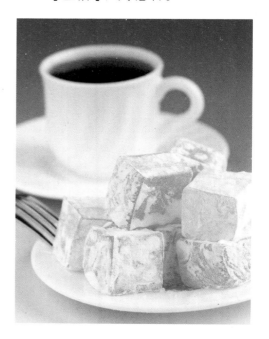

疗法三十二

【组成】葱白4段，红糖50克，鸭蛋清2个。

【制配】将葱白、红糖放入锅内加水煮沸2～3次，倒入盛鸭蛋清的碗中搅匀，分2次热服，忌食酸辣刺激性食物。

【主治】感冒，喑哑、咽喉肿。

疗法三十三

【组成】醋适量，生姜5片，大蒜4瓣，红糖30克。

【制配】将大蒜洗净、切碎同生姜水煎，煎好后加醋和红糖温服。

【主治】伤风感冒。

疗法三十四

【组成】绿豆粉、鸡蛋清各适量。

【制配】将绿豆捣烂与鸡蛋清调成糊状，敷心口及双侧手足心，便可退热。

【主治】高热、烦渴、无汗之感冒。

疗法三十五

【组成】醋1毫升，温开水10毫升。

【制配】将醋和温开水混匀滴鼻，两鼻孔各滴2～3滴，每日1～2次，连滴3天。

【主治】伤风感冒。

疗法三十六

【组成】新鲜姜适量。

【制配】将姜洗净捣烂用棉球蘸姜汁擦前额。使局部有发热感，1日2次即愈，高热则加擦曲池和风池穴。

【主治】伤风感冒。

疗法三十七

【组成】陈皮6克，山楂9克，葱头7个。

【制配】将陈皮、山楂、葱头入锅用水煎，趁热服，汗出即愈。

【主治】伤风感冒。

疗法三十八

【组成】连须葱白250克，姜2～3片。

【制配】将连须葱白、姜入锅用水煎，盛碗中服下。

【主治】伤风感冒。

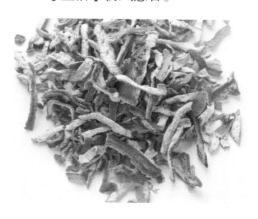

疗法三十九

【组成】葱白6根，老姜30克，豆豉12克。

【制配】将葱白切碎，老姜切片与豆豉一起入锅，加水1杯煎至半杯，趁热服。

【主治】风寒感冒，恶寒、发热、汗不出、头痛、鼻塞。

疗法四十

【组成】鲜姜5克，苏叶5克。

【制配】将鲜姜切丝、苏叶洗净同放杯中，加红糖25克，用沸水冲泡10分钟，趁热服。

【主治】胃肠型感冒。

疗法四十一

【组成】葱白3根，生姜2片。

【制配】将葱白、生姜洗净捣烂，用沸水冲1大杯，趁热熏口鼻，吸药气，1日数次。

【主治】风寒感冒。

疗法四十二

【组成】生姜30克，红糖适量。

【制配】将生姜洗净切丝，加红糖煮汤或开水冲泡，热服发汗。

【主治】头痛发热或腹寒冷痛。

疗法四十三

【组成】胡椒粉15克，丁香粉9克，葱白适量。

【制配】将葱白、胡椒粉、丁香粉捣如膏状，取适量涂劳宫穴并令患者屈肘侧卧，两手合掌夹在两大腿中盖被出汗。早晚各1次，每次约1小时，连用2～3天病愈为止。

【主治】风寒感冒，汗不出、热不退。

疗法四十四

【组成】生姜6片，大枣4个，葱白适量。

【制配】将生姜、葱白、大枣洗净切片入锅水煎，趁热服，每日3次。

【主治】风寒感冒。

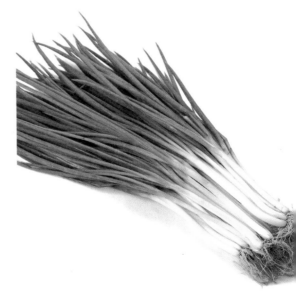

疗法四十五

【组成】生姜9克，紫苏叶6克，葱白2根，红糖适量。

【制配】将洗净切好的生姜、紫苏叶、葱白放入锅内水煎，煎好放些红糖趁热服用。

【主治】风寒感冒。

疗法四十六

【组成】生姜、葱白、香菜各30克，食盐6克。

【制配】将生姜、葱白、香菜洗净切碎，加食盐再捣成糊状，可加白酒适量调匀，用干净纱布包好，涂擦前胸、后背、手心、足心、肘窝、腋窝等处，安卧30分钟即可，汗出热退症状减轻，1～2天痊愈。

【主治】风寒感冒，鼻塞、恶寒、发热、无汗、头痛、周身不适。

疗法四十七

【组成】生姜5片，白萝卜250克，红糖适量。

【制配】将生姜、白萝卜洗净切片放入锅中，加红糖水煎。

【主治】风寒感冒。

疗法四十八

【组成】生姜5片，葱白7根，

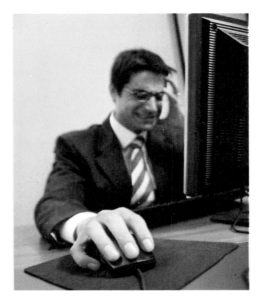

茶叶3克，红糖10克。

【制配】将生姜、葱白洗净切片，同茶叶、红糖一起放入锅内用水煎，趁热服，盖被出汗。

【主治】风寒感冒。

疗法四十九

【组成】大蒜、生姜、薄荷各24克。

【制配】将大蒜、生姜、薄荷洗净捣烂如膏状。用时取膏适量，敷脐孔上，用纱布固定，每天换1次。敷后吃热粥，助药力，得微汗，疗效佳。

【主治】风寒感冒。

疗法五十

【组成】梨1个，白糖30克，连须葱白适量。

【制配】将连须葱白、梨洗净切片，加白糖入锅水煎，每日2次服。

【主治】感冒咳嗽。

• 疗法五十一

【组成】连须葱白、生姜各适量。

【制配】将连须葱白、生姜洗净入锅水煎，温服，每日2次。

【主治】风寒头痛。

• 疗法五十二

【组成】茶叶3克，盐1克。

【制配】将茶叶和盐放一水杯中用开水泡7分钟，每日饮4～6次。

【主治】感冒咳嗽。

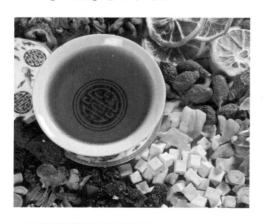

• 疗法五十三

【组成】大葱白3大根，鲜生姜3大片，红糖2～3匙，白胡椒粉0.5～1克。

【制配】将大葱白、鲜生姜洗净切片，同红糖、白胡椒粉放入锅内煮汤，顿服。

【主治】感冒。

• 疗法五十四

【组成】醋适量。

【制配】将醋不停地含咽。

【主治】感冒咳嗽。

• 疗法五十五

【组成】醋适量。

【制配】将醋加热，用蒸发出的热气熏。

【主治】感冒头痛。

• 疗法五十六

【组成】生姜6克，葱白1段，大枣4个。

【制配】将生姜、葱白洗净切片，同大枣入锅水煎顿服。

【主治】感冒。

• 疗法五十七

【组成】葱白3根，生姜3片，大枣5个。

【制配】将葱白、生姜洗净，切碎同大枣入锅煮水或煮粥，顿服。

【主治】年老体弱、大病久病者感冒。

疗法五十八

【组成】米醋适量。

【制配】将米醋洒在烧红的瓦上数分钟后，再洒适量，反复多次，让患者饮吸嗅醋味。

【主治】感冒咳嗽。

疗法五十九

【组成】大蒜适量。

【制配】将大蒜去皮捣烂，取汁滴鼻。

【主治】感冒。

疗法六十

【组成】大蒜、蜂蜜各适量。

【制配】将大蒜去皮捣烂，加入蜂蜜调匀服用。

【主治】感冒。

疗法六十一

【组成】葱白4段，生姜5片。

【制配】把葱白、生姜放入水中煎煮，当茶水饮用。

【主治】感冒。

疗法六十二

【组成】生姜20克，红糖1匙。

【制配】将生姜切成末，放一杯子中，加红糖，用开水冲，趁热喝。

【主治】感冒。

疗法六十三

【组成】鸡蛋1个，冰糖30克。

【制配】将鸡蛋打散与冰糖混合，临睡前用开水冲服，取微汗即愈。

【主治】风热感冒。

疗法六十四

【组成】绿豆30克，茶叶、白糖各10克。

【制配】先将茶叶用纱布包好，与绿豆一起，加水煎煮，等到绿豆煮熟时，拿走茶叶，加入白糖溶化。热服，可1次或分次饮。

【主治】风热型感冒。

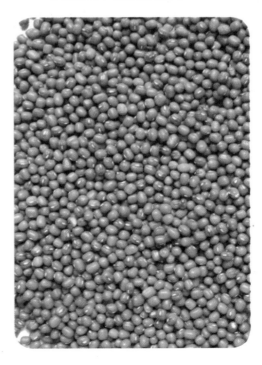

疗法六十五

【组成】食醋适量。

【制配】关闭门窗，将食醋放一砂锅内置于火炉上熏蒸半小时至1小时，可有效地防治感冒。

【主治】预防感冒。

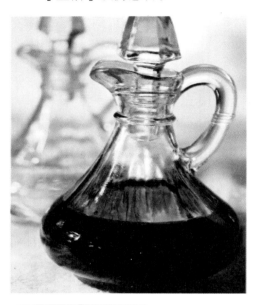

疗法六十六

【组成】生姜10克，白茅根30克，粳米60克。

【制配】先将白茅根煎取药汁，去渣，加入粳米煮粥，等到粥快煮熟时，加入生姜，稍煮一两沸即成。温服，如当发汗者应热服。

【主治】风热型感冒。

疗法六十七

【组成】白萝卜、白菜根、葱白各30克。

【制配】将白萝卜、白菜根、葱白入锅煮汤代茶饮，每日3次。

【主治】预防感冒。

疗法六十八

【组成】生姜3片，葱白3根，红糖适量。

【制配】将生姜、葱白洗净切片，同红糖入锅煮汤趁热服，出汗。

【主治】预防感冒。

疗法六十九

【组成】生姜、茶叶各适量。

【制配】将生姜洗净切片同茶叶一起冲泡或煮汤，连服3日，能有效减轻感冒症状，缓解病痛。

【主治】感冒。

疗法七十

【组成】绿豆50克，葱白5根，生姜片5片。

【制配】将葱白、生姜洗净切片，同绿豆入锅用水煎服，出汗。

【主治】预防感冒。

疗法七十一

【组成】萝卜、葱白各适量。

【制配】将萝卜切片，葱白切段，加水煎开后趁热服下。

【主治】感冒。

疗法七十二

【组成】绿豆15克，生姜3片，葱白1根，萝卜片30克，大枣4个。

【制配】将生姜、葱白、萝卜洗净切片，同绿豆、大枣放入锅内，加适量水煮至绿豆开花熟透，趁热服下发汗，治愈为止。

【主治】轻风寒感冒。

疗法七十三

【组成】葱白2根，红糖30克，生姜15克。

【制配】将葱白、生姜切小块，入锅内加适量水煎煮10分钟，再放入红糖，热服盖被取汗。

【主治】轻风寒感冒。

疗法七十四

【组成】萝卜头、葱头、姜片、红糖各适量。

【制配】将萝卜头、葱头、姜片放入锅中加适量水煮汤，放入红糖早晚各饮用1次。如患者不发热，饮用时可加适量白酒。

【主治】感冒。

疗法七十五

【组成】绿豆50克，冰糖15克，青茶叶30克。

【制配】将绿豆捣碎，加入冰糖、青茶叶，冲入沸水，浸泡15分钟后代茶服下。

【主治】感冒。

疗法七十六

【组成】生姜、紫苏叶各30克，红糖15克。

【制配】将生姜、紫苏叶洗净切碎，装入杯中，加入200～300毫升沸水，加盖浸泡10～15分钟后再放入红糖拌匀，趁热饮服。

【主治】风寒感冒。

疗法七十七

【组成】糯米90克，葱白5～7根，生姜5～7片。

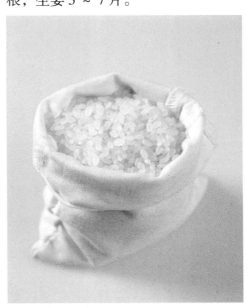

【制配】将淘净的糯米和洗净切片的葱白及生姜入锅加水适量，用文火慢煮。煮熟后再加入米醋100毫升和匀，然后将葱、姜捞出，趁热服下，盖被躺卧，略出微汗，即有较好疗效。

【主治】感冒。

疗法七十八

【组成】芦苇根7节，竹叶5片，谷子秸7节，白糖少许，绿豆、茶叶各适量。

【制配】将洗净的绿豆、茶叶、芦苇根、竹叶、谷子秸放入锅内煮汤，快熟时放入白糖趁热服。

【主治】感冒。

疗法七十九

【组成】大白菜根（上部去皮）

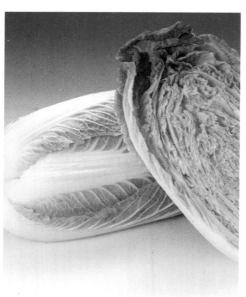

1个，绿豆、茶叶各适量，白糖少许。

【制配】将大白菜根洗净同绿豆、茶叶、白糖入锅煮汤，趁热服。

【主治】感冒。

疗法八十

【组成】葱白、生姜各15克，食盐3克。

【制配】将葱白、生姜洗净捣烂，加入食盐共捣成糊状，用纱布袋装好，涂擦在前胸、后背、左右脚心、左右手心、左右肘窝、两腿腘窝。前胸要重擦，擦好后躺下休息，半小时后即出汗退热。

【主治】高热感冒。

疗法八十一

【组成】荆芥10克，紫苏叶10克，生姜15克，红糖20克。

【制配】将荆芥、紫苏叶、生姜入锅煮汤，10分钟后加入红糖，每日2次。趁热服用，解表散风、理气宽胸。

【主治】风寒感冒。

疗法八十二

【组成】茶叶、红糖各适量。

【制配】将茶叶、红糖放入杯内用开水冲泡，服后发汗。

【主治】感冒。

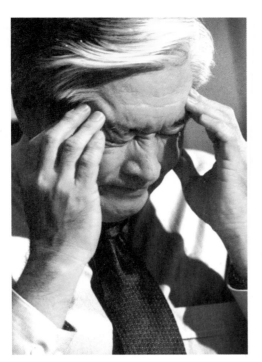

疗法八十三

【组成】紫苏叶、生姜各 5 克，陈皮、半夏、厚朴各 10 克，藿香、白芷、白术、神曲各 15 克，大枣 2 个。

【制配】将上述材料一同放入锅内煮汤趁热服；连用 2 ~ 3 天。

【主治】胃肠型感冒。

疗法八十四

【组成】葱头 10 克，生姜 3 克，红糖适量。

【制配】将葱头、生姜洗净切片，与糖一起放入砂锅内，加适量水，煎沸 10 分钟，取汁趁热服用。

【主治】感冒。

疗法八十五

【组成】连须葱白 30 克，淡豆豉 10 克，生姜 3 片，黄酒 30 克。

【制配】将洗净切好的葱白和淡豆豉、生姜加水 500 克煎沸，再加黄酒煎煮。热服，服后盖被取汗。

【主治】风寒感冒。

疗法八十六

【组成】生姜片 15 克，红糖 20克，葱白适量。

【制配】将葱白切成 3 厘米长的段（共 3 段）与生姜一起煮沸，然后加入红糖。趁热一次服下，盖被取微汗。止呕吐，祛风湿寒热，发汗解表，和中散寒。

【主治】适用于风寒感冒、发热头痛、身痛无汗者。

疗法八十七

【组成】粳米 50 克，葱白、白糖各适量。

【制配】先煮粳米，待粳米将熟时把切成段的葱白及白糖放入，每日 1 次热服，取微汗。

【主治】风寒感冒。

疗法八十八

【组成】紫苏叶 30 克（干品），

27

生姜5片。

【制配】将紫苏叶、生姜放入锅内煎汤，趁热服用，每日2次，连服1～2天。

【主治】重感冒。

疗法八十九

【组成】生姜2片，茶叶3克，红糖10克，食醋3毫升。

【制配】将生姜、茶叶、红糖、食醋放在茶杯内，沸水冲泡5分钟后内服，每日3次。

【主治】风寒感冒。

疗法九十

【组成】葱白、白胡椒末各适量。

【制配】将葱白洗净切丝和白胡椒末一起煎煮，趁热服下，盖被汗出即愈。

【主治】风寒感冒。

疗法九十一

【组成】葱白适量。

【制配】将葱白捣烂榨取汁，滴入鼻孔，每日1次，每次2～3滴。

【主治】感冒。

疗法九十二

【组成】银花20克，茶叶6克，白糖50克。

【制配】将银花、茶叶、白糖放入锅内煮汤代茶饮，每日1次，连服2～3天。

【主治】风热感冒。

疗法九十三

【组成】大蒜头适量。

【制配】将大蒜捣烂取汁滴入鼻孔内，每日1次，每次2～3滴，连用2天。

【主治】感冒。

疗法九十四

【组成】白萝卜适量。

【制配】将白萝卜削皮切细丝，加少许盐，拌匀，挤出汁液，随意服用。

【主治】感冒。

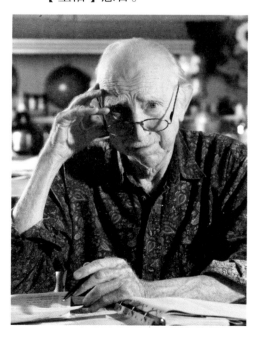

急、慢性支气管炎

急、慢性支气管炎是由病毒或细菌感染、理化刺激、过敏等因素所引起的常见呼吸系统疾病，以先有鼻塞、流涕、咽痛、发热，继之以咳嗽、咯痰为主要症状。

疗法一

【组成】生姜5片，秋梨1个。

【制配】将生姜、秋梨切片入锅煎汤，温服。

【主治】咳嗽。

疗法二

【组成】去核的大枣3～5个，生姜适量。

【制配】将大枣和切碎的生姜，焙至发黄，水煎服下。

【主治】风寒咳嗽。

疗法三

【组成】挖空的白萝卜1块。

【制配】将白萝卜切块，生姜切片，与冰糖放入锅内，隔水蒸熟，随意吃。

【主治】咳嗽。

疗法四

【组成】醋50毫升，豆腐500克，植物油50克，葱白、盐适量。

【制配】油烧热后，加葱盐少许，再倒入豆腐，并压成泥状翻炒，加醋和少量清水，继续翻炒，起锅趁热当菜吃，徐徐咽下。

【主治】风寒咳嗽、急慢性支气管炎。

疗法五

【组成】萝卜汁、姜汁各适量。

【制配】将萝卜汁和姜汁调匀，代茶饮。

【主治】风寒咳嗽。

疗法六

【组成】绿茶15克，鸡蛋2个。

【制配】用茶叶水煮鸡蛋至蛋熟，去壳再煮至水干，食蛋，不拘时。

【主治】风寒咳嗽、急慢性支气管炎。

疗法七

【组成】生姜、梨各适量。

【制配】将生姜、梨捣烂取汁，加适量蜂蜜，每天服用2次。

【主治】肺热咳嗽。

疗法八

【组成】生姜 10 克，鸡蛋 1 个。

【制配】将生姜切丝，和鸡蛋一起炒熟食用，每日 2 次。

【主治】风寒咳嗽、急慢性支气管炎。

疗法九

【组成】茶叶、干菊花各 2 克，热水。

【制配】将茶叶和干菊花放在杯中，用热水冲泡 6 分钟，每天饭后饮 1 杯。

【主治】干咳。

疗法十

【组成】绿茶 1 克，桑叶 5 ~ 15克，菊花 15 克，甘草 5 克。

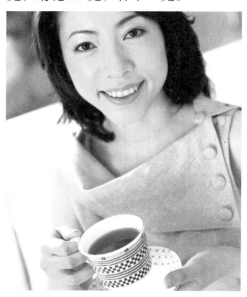

【制配】将茶叶、桑叶、菊花、甘草放一起加水 350 毫升，煮沸 5 分钟，分 3 次饭后服用，每日 1 剂。

【主治】肺热咳嗽。

疗法十一

【组成】大蒜 15 克，橘饼 30 克。

【制配】将大蒜、橘饼切碎，加适量水煮汤去渣，每日 1 剂，分 2 次服。

【主治】慢性支气管炎、咳嗽有痰。

疗法十二

【组成】大蒜 15 ~ 30 克。

【制配】将大蒜去皮捣烂，开水浸泡 4 ~ 5 小时或水煎 1 ~ 2 沸，取汁加糖，分 2 ~ 3 次服。

【主治】干咳、急慢性支气管炎、感冒、咳嗽。

疗法十三

【组成】葱须 7 个，梨 1 个，白糖 15 克。

【制配】将洗净的葱须和梨放入锅内同煮 10 分钟，然后放些糖煮好，吃梨喝汤。

【主治】慢性支气管炎、咳嗽。

疗法十四

【组成】大蒜 10 克，红糖 10 克，醋 20 毫升。

【制配】将大蒜去皮捣烂，和糖一起放入醋中浸泡 3 天，去渣，每次半汤匙，温开水冲服，每日 3 次。

【主治】慢性支气管炎、咳嗽。

疗法十五

【组成】生姜 10 克，白萝卜 250 克，红糖 300 克。

【制配】将生姜、白萝卜洗净切片，放入锅内煎汤，快熟时放入红糖，趁热服。

【主治】慢性支气管炎。

疗法十六

【组成】生姜、蜂蜜各适量。

【制配】将姜捣碎加蜂蜜，每天饭后 1 次开水冲服。

【主治】慢性支气管炎。

疗法十七

【组成】生姜 20 克，鸡蛋 2 个。

【制配】将生姜洗净切片同鸡蛋，用植物油炒熟顿服。

【主治】支气管炎、咳嗽。

疗法十八

【组成】大蒜 10 克，鲜生姜 9 克，大枣 2 个，粳米 150 克。

【制配】先将粳米煮到八成熟，

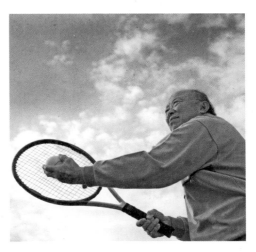

然后加入洗净的切好的大蒜、鲜生姜、大枣同煮为粥，趁热服用。

【主治】老年慢性支气管炎。

疗法十九

【组成】鸡蛋 1 个，茶叶 5 ~ 10 克，麻油适量。

【制配】用麻油炸茶叶，茶叶以不炸焦为度，速加 1 个鸡蛋，煎熟即服，每日 1 剂，10 剂为 1 疗程，间隔 2 天再进行下一疗程，一般 3 ~ 4 个疗程后便有显著疗效。治疗期间，忌食辛辣等刺激性及异味食物。

【主治】老年多年咳嗽。

疗法二十

【组成】大蒜、白糖各适量。

【制配】放碗中蒸 1 小时，每天饭后服用，每日服 2 次，连服数日。

【主治】慢性咳嗽。

疗法二十一

【组成】大蒜 30 克。

【制配】将大蒜去皮捣碎加冷开水。用面粉混合搅拌成泥糊，抹在纱布上再隔纱布贴胸口，每日一换。

【主治】久咳不愈。

疗法二十二

【组成】大蒜 1 头，清水 2 杯。

【制配】将大蒜去皮洗净与水放锅内同煮，水开后煮 10 分钟左右，趁热吃蒜喝汤。晚间临睡前服用最佳。

【主治】急、慢性支气管炎，咳嗽。

疗法二十三

【组成】碎生姜 250 克，麻油、蜂蜜各 200 克。

【制配】将碎生姜、麻油、蜂蜜放入砂锅内用微火熬膏，每早开水冲服 2 匙。

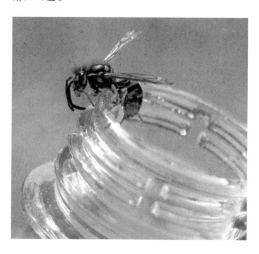

【主治】久咳不愈。

疗法二十四

【组成】柑（橘子）皮 1 个，甘蔗头 3 个（5 寸长），龙眼干 20 粒。

【制配】将橘子皮和切好的甘蔗头、龙眼干一同下锅用两碗半水煎煮，煎到剩下两碗水左右时放些盐，上午 11 点喝下一碗，下午 2 点再喝一碗，连续服用 3 天，功效良好。

【主治】咳嗽。

疗法二十五

【组成】米醋 15 克，金银花 5 克，桔梗 2 克。

【制配】将米醋加水 30 克煮沸，加入金银花、桔梗再煮 3 ~ 4 分钟，滤出药液，另取 1 个生鸡蛋打个小孔，倒出蛋清与醋药汁搅匀，放火上熬成膏，用时用筷子挑一小块入口，每隔 20 分钟含化 1 次。

【主治】咳嗽。

疗法二十六

【组成】生姜、糖、油各适量。

【制配】将生姜和油一起煮十几分钟，放上糖，一次喝完。再多喝点温白开水。

【主治】咳嗽。

疗法二十七

【组成】大蒜 2 ~ 3 瓣。

【制配】将大蒜去皮切碎加食糖，用砂锅煎煮，2 岁以下早晚各 1 次，2 天服完，3 岁以下 1 天服完，疗程 5 ~ 7 天。

【主治】幼儿咳嗽。

疗法二十八

【组成】鸡蛋 1 个，食醋 1 匙。

【制配】打碎鸡蛋搅匀，再加入食醋搅匀。早晨饭前 1 小时空腹食用。每天吃 1 次，连续吃 5 天。

【主治】咳嗽。

疗法二十九

【组成】陈醋、冰糖汁各适量。

【制配】冰糖 100 克捣碎置入容器中，再倒入陈醋 450 毫升，浸泡 3

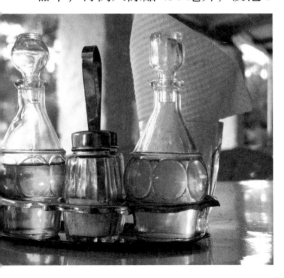

天冰糖溶化后即可服用. 可在早饭前、晚饭后各服 15 毫升，长期服用，止咳化痰效果最佳。

【主治】咳嗽、多痰。

疗法三十

【组成】生姜、紫苏、杏仁、红糖各 10 克。

【制配】将紫苏和杏仁共捣成泥，生姜切片煎汁去渣，放入红糖再稍煮片刻，令其溶化，每日分 2 ~ 3 次饮用。散风寒，止咳嗽，对外感风寒引起的咳嗽有效。

【主治】风寒咳嗽。

疗法三十一

【组成】生姜 10 片，茶叶 7 克。

【制配】将生姜洗净切 10 片，茶叶 7 克，一同入锅煮成汁饮服。可发汗解表、温肺止渴，对流行性感冒、咳嗽颇有疗效。

【主治】咳嗽。

疗法三十二

【组成】生姜 30 克，橘红 60 克，蜂蜜 250 克。

【制配】先将橘红、生姜用水煎煮，15 分钟取汁 1 次，加水再煎，共取汁 3 次，合并煎汁，以小火煎熬浓缩，至黏稠时，加入蜂蜜，至沸停火，装瓶备用。每日3次，每次3汤匙，可散寒温肺，化痰止咳。

【主治】风寒咳嗽。

疗法三十三

【组成】生姜30克，苦杏仁6～10克，白萝卜100克。

【制配】将生姜、苦杏仁、白萝卜共捣碎，后加400毫升水文火煎至100毫升，再加少量白糖调味。每日1剂，分次服完，可散寒化痰止咳。

【主治】风寒咳嗽。

疗法三十四

【组成】姜25克，葱末10克，小排骨500克，白果30克，盐等调料适量。

【制配】将小排骨洗净，加黄酒、姜、葱、水适量，文火焖一个半小时。白果去壳及红衣，加入汤内，加盐调味再煮15分钟，加味精调匀，并撒上青葱末。

【主治】痰多、咳嗽、气喘。

疗法三十五

【组成】葱白5～10节，淡豆豉10克，苏梗或陈皮3克，红糖适量。

【制配】将葱洗净，取葱白，与淡豆豉、陈皮入砂锅共煎取汁，再放入红糖调味。日分数次，酌量饮用。

【主治】风寒咳嗽。

疗法三十六

【组成】生姜、梨、白蜜各适量。

【制配】梨、生姜分别取汁后混合，加白蜜调服。

【主治】肺燥咳嗽。

疗法三十七

【组成】生姜、柴胡、半夏、人参、鳖甲、桔梗、枳实、槟榔、吴茱萸各150克。

【制配】将上述配料一起入锅煎煮，趁热服。每日1剂，分2次服。

【主治】疏肝解郁，下气止咳，适用于肝郁所致之咳喘。

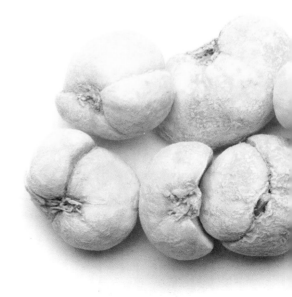

疗法三十八

【组成】生姜汁、核桃肉、猪板油、饴糖、蜂蜜各120克，鲜梨汁250克，甜杏仁100粒。

【制配】将核桃肉、甜杏仁共研细末，猪板油切块，下锅炸油，去渣留油，甜杏仁、核桃肉末炸炒，至油被吸尽，放入生姜汁、鲜梨汁，炒匀，入饴糖、蜂蜜，炒至水汽未全尽，起糖泡，香气四溢。每次服1汤匙，每日1次，白开水调下温服。

【主治】益肾补肺，适用于肺肾双虚之咳。

疗法三十九

【组成】生姜60克，猪肺1具，猪肚1具，肥公鸭1只，北沙参、白术、冬虫夏草各30克，肉桂3克。

【制配】将猪肺、猪肚冲洗干净，肥公鸭去毛及内脏，洗净，诸药调匀，分别塞入猪肚、猪肺管和鸭腹内，三物同时下锅，加水，烧沸，文火炖4个小时，至烂熟将三味分别盛入碗内，慢慢食用。

【主治】脾肺俱虚型咳嗽。

疗法四十

【组成】生姜、红糖各适量，橘皮、苏叶各6克。

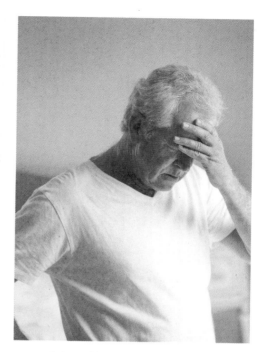

【制配】将生姜洗净切片，同橘皮、苏叶入锅煎煮，煮好后加入少许红糖调味适量饮服，每日2次。

【主治】咳嗽。

疗法四十一

【组成】四角蛤500克，火腿肉片、清水笋片各50克，盐、酒、麻油、肉汤各适量。

【配制】四角蛤洗净后，置面盆内，以开水冲过，剥壳取肉，去杂洗净。将蛤肉、火腿、笋片同时入油锅中煸炒几下，烹入料酒，注入肉汤，加盐，煮至蛤肉熟烂淋上麻油即成。蛤肉咸寒滋阴、利尿、化痰、软坚散结，再配竹笋。

【主治】瘰疬（淋巴结核）、瘿瘤（甲状腺肿瘤）、消渴、痰咳。

▶ 疗法四十二

【组成】生姜1块，鸡蛋1个，麻油少许。

【制配】将生姜洗净切碎，像煎荷包蛋一样把姜和蛋一起用麻油煎熟，趁热吃下，每日2次。

【主治】咳嗽。

▶ 疗法四十三

【组成】萝卜1个，葱白6根，生姜15克。

【制配】用水3碗先将萝卜煮熟，再放葱白，生姜，煮剩1碗汤，连渣,1次服。

【主治】宣肺解表，化痰止咳。治风寒咳嗽，痰多泡沫，畏寒，身倦酸痛等。

▶ 疗法四十四

【组成】生姜汁100毫升，熟羊脂250克，熟羊髓250克，白沙蜜250克，生地黄汁500毫升。

【制配】将羊脂煎沸放入羊髓，再煎沸放入蜜、地黄、生姜汁，不停手搅，微火熬成膏。每日空腹温酒调1匙，做姜汤做粥食效果更佳。

【主治】阴虚发热咳嗽，骨蒸潮

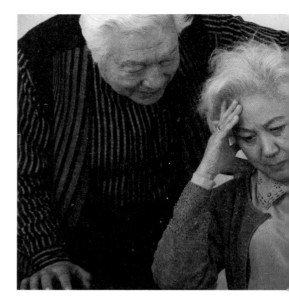

热，虚劳瘦弱，咳嗽肺痨。

▶ 疗法四十五

【组成】红糖30克，鲜姜15克，红枣30克。

【制配】将鲜姜洗净切片，同红糖、红枣一同入锅，放至三碗水，煎至一碗半。顿服，服后出微汗即愈。

【主治】伤风咳嗽。

▶ 疗法四十六

【组成】大米（黑米尤佳）200克，生姜10克，川贝母过筛粉10克。

【制配】将大米淘净，与切好的生姜入锅熬成粥，再加入川贝母过筛粉10克，搅匀，分2次服。

【主治】老年慢性支气管炎的咳喘病尤为相宜。

疗法四十七

【组成】梨、生姜、白蜜各适量。

【制配】将梨、生姜分别煎煮取汁后混合，加白蜜调服。

【主治】润肺清热。

疗法四十八

【组成】白萝卜1个，白胡椒5粒，生姜3片，陈皮1片。

【制配】将洗净切片的生姜、白萝卜同白胡椒、陈皮一起入锅煎煮30分钟。每日饮汤2次。

【主治】下气消痰。

疗法四十九

【组成】鱼腥草30克，鸡蛋1个。

【制配】将鱼腥草浓煎取汁，用滚沸的药汁冲鸡蛋1个，1次服下，每日1次。有清热、养阴、解毒之功效，可以治疗胸痛和肺热咳嗽。

【主治】咳嗽。

疗法五十

【组成】生姜30克，生芝麻15克，冰糖10克。

【制配】将生芝麻与生姜捣烂煮汁加冰糖服用。

【主治】润肺，生津。

疗法五十一

【组成】鸡蛋1个，银耳15克，冰糖25克。

【制配】将洗净的银耳与冰糖共煮，水沸后打入鸡蛋。每日服2次。

【主治】滋阴清肺，止渴生津。

疗法五十二

【组成】白糖50克，鸡蛋1个，鲜姜适量。

【制配】先将鸡蛋打入碗中搅匀，然后将白糖加半碗水煮沸，趁热冲1个蛋，用小勺搅匀，再倒入已煮好的姜汁调匀，每日早晚各服1次。

【主治】补虚损。

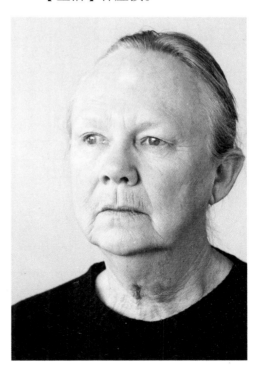

疗法五十三

【组成】荞麦面、鸡蛋清各适量。

【制配】用鸡蛋清和荞麦面和成团。每日数次用力涂擦胸部。

【主治】清热下气。

疗法五十四

【组成】茶叶5克，白萝卜100克，盐少许。

【制配】将茶叶用开水冲泡，再将白萝卜切片，置锅中煮烂，加食盐调味，倒入茶水即可食用。每日2次。

【主治】咳嗽多痰。

疗法五十五

【组成】生姜、杏仁各150克，蜂蜜500毫升。

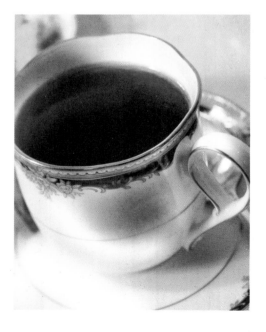

【制配】将生姜切碎，杏仁去皮研碎，加入蜂蜜蒸熟。每次1汤匙，开水冲服，每日服3次。

【主治】风寒咳嗽。

疗法五十六

【组成】鲜芥菜80克，生姜10克，盐少许。

【制配】将芥菜洗净后切成小块，生姜切片，加清水四碗煎至两碗，以食盐调味。每日分2次服，连用3日。

【主治】宣肺止咳，疏风散寒。治风寒咳嗽，伴头痛鼻塞，四肢酸痛等。

疗法五十七

【组成】鸡蛋2个，白糖30克，生姜15克，猪油15克。

【制配】用猪油、生姜先将鸡蛋炒半熟，加白糖炒熟后趁热服。每日1次，连服3~5天。

【主治】咳嗽。

疗法五十八

【组成】姜汁、蜂蜜各120毫升，白萝卜汁、梨汁、羊奶各1碗。

【制配】将姜汁、蜂蜜、白萝卜汁、梨汁、羊奶混合倒入一锅内，用文火熬成膏。早晚烫服1汤匙。

【主治】虚痨咳嗽。

疗法五十九

【组成】生姜 9 克，瓜蒌 1 个，明矾 6 克。

【制配】将生姜、瓜蒌、明矾入锅煎汤，趁热服。

【主治】咳嗽痰喘。

疗法六十

【组成】大葱汁、麦芽糖、蜂蜜各适量。

【制配】将大葱汁、麦芽糖、蜂蜜熬汤，熬溶后装瓶备用。每次服 1 茶匙，每日 3 次。

【主治】慢性支气管炎。

疗法六十一

【组成】大蒜、食醋各 250 克，红糖 90 克。

【制配】将大蒜去皮捣烂，浸泡在糖醋溶液中，一星期后取汁服用，每次 1 汤匙，每日 3 次。

【主治】慢性支气管炎。

疗法六十二

【组成】大蒜 100 克，猪瘦肉 500 克。

【制配】将大蒜去皮捣碎，猪肉切片加调料炒熟食之。

【主治】慢性支气管炎。

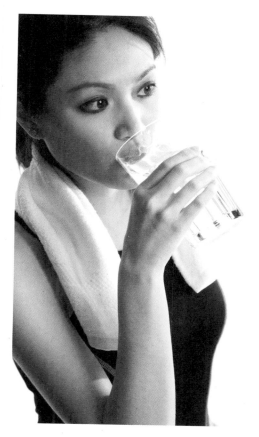

疗法六十三

【组成】鸡蛋 2 个，麻油 50 克，食醋适量。

【制配】将鸡蛋打匀放麻油中炸熟，加食醋食之，早晚各 1 次。

【主治】慢性支气管炎。

疗法六十四

【组成】生白矾 30 克，醋适量。

【制配】将白矾研成末，用醋调匀，敷两足心。

【主治】咳嗽。

疗法六十五

【组成】陈醋 100 毫升，红糖 30 克。

【制配】将陈醋、红糖一起煮沸，每次服 20 毫升，每日 3 ~ 4 次。

【主治】慢性支气管炎。

疗法六十六

【组成】干姜 90 克，猪肾 2 个，水 1 升。

【制配】将干姜、猪肾放锅中用 1000 毫升水煮至 500 毫升，稍服取汗。

【主治】咳嗽。

疗法六十七

【组成】大蒜头 10 个，醋 120 克，红糖 60 克。

【制配】将切碎的大蒜头浸入醋中，放入红糖，浸 7 天，滤去渣，每次开水冲服半匙，每日 3 次。

【主治】咳嗽。

疗法六十八

【组成】鲜姜 60 克，红糖 30 克。

【制配】将鲜姜放在炒焦的红糖中加水煮沸 10 分钟，去姜温服。

【主治】咳嗽。

疗法六十九

【组成】生姜 15 克，红枣 30 克，

红糖 30 克，水 3 碗。

【制配】将洗净切片的生姜、红枣、红糖放入锅内，加三碗水煎汤。温服，服后汗出为度。

【主治】伤风咳嗽。

肺炎

肺炎是由病原微生物、理化因素、免疫损伤、过敏等药物所致的肺组织炎症性疾病，症状是突发高热、咳嗽、胸痛、呼吸困难、鼻翼翕动、吐铁锈色痰等。

疗法一

【组成】大蒜 100 克。

【制配】将大蒜去皮捣烂加温开

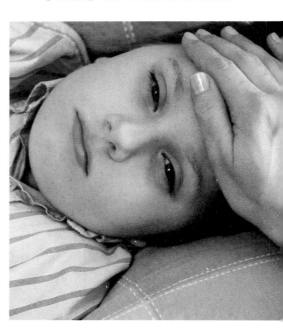

水200毫升，浸渍4个小时，过滤去渣，每次服10毫升，4小时服1次，连服2~3天。

【主治】大叶肺炎。

疗法二

【组成】绿茶2克，瓜蒌5克，甘草3克。

【制配】将绿茶、瓜蒌放入600毫升水的锅中，煮沸5分钟，然后将绿茶放入再煮3分钟，每日1剂。

【主治】肺炎。

疗法三

【组成】大蒜适量。

【制配】将大蒜捣烂取汁配成10%~100%的大蒜糖浆，每次15~20毫升口服，4小时1次。

【主治】大叶肺炎。

高血压

高血压病是指不明原因引起的收缩压超过140毫米汞柱（18.7千帕）或舒张压超过90毫米汞柱（12.0千帕），常有头晕、头痛、乏力等症状。

疗法一

【组成】大蒜、白酒各适量。

【制配】用白酒浸泡去皮大蒜，

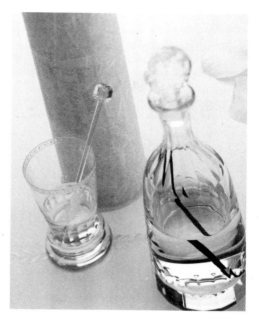

15天后食用。

【主治】高血压。

疗法二

【组成】生姜150克，蓖麻仁50克，吴茱萸20克，附子20克，冰片10克。

【制配】将蓖麻仁、吴茱萸、附子共研成细末，生姜捣烂如泥加入药末中，再加冰片调成膏，每晚贴双足涌泉穴，次晨取下，7天为1疗程。

【主治】高血压。

疗法三

【组成】大蒜30克，粳米100克。

【制配】将大蒜去皮，在沸水中煮片刻后捞出；将100克粳米下锅煮粥，米熟后将捞出的大蒜放入煮 3 ~ 5 分钟，后调味趁热服。

【主治】高血压。

疗法四

【组成】糖、醋各适量，大蒜 1 ~ 2 瓣。

【制配】每天清晨空腹吃糖醋中浸泡 7 ~ 15 天的大蒜 1 ~ 2 瓣并饮汁，连用 15 天。

【主治】高血压。

疗法五

【组成】茶叶、菊花、山楂各 10 克。

【制配】将茶叶、菊花、山楂放入杯中用沸水冲泡，代茶常饮，每日 1 剂。

【主治】高血压。

疗法六

【组成】绿豆 100 克，大蒜 5 头，水 500 毫升，冰糖适量。

【制配】将大蒜去皮，与淘净的绿豆入锅加盖炖熟。饮汤吃蒜豆，一天数次用完，疗程不限。

【主治】原发性高血压。

疗法七

【组成】绿茶、菊花、槐花各 3 克。

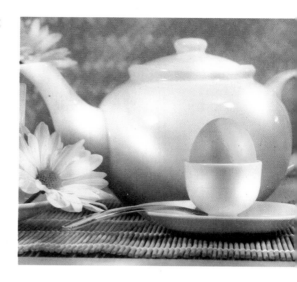

【制配】将绿茶、菊花、槐花放一杯子中用沸水冲泡，加盖泡 5 分钟，常代茶饮用。

【主治】高血压。

疗法八

【组成】绿茶 1 克，苹果皮 50 克，蜂蜜 25 克。

【制配】将苹果皮洗净，加清水 450 毫升，煮沸 5 分钟，加入蜂蜜和绿茶即可，分 3 次温服，日服 1 剂。

【主治】高血压。

疗法九

【组成】绿茶 6 克，杜仲叶 6 克。

【制配】将绿茶、杜仲叶放入杯中用沸水冲泡，焖 5 分钟后饮用，每日 1 剂。

【主治】高血压。

疗法十

【组成】绿茶50克，龙胆草30克。

【制配】将绿茶、龙胆草共研细末，温开水冲服，每次3克，每日2次。

【主治】高血压，口苦、烦躁、失眠、便秘。

疗法十一

【组成】香蕉50克，茶水50毫升，蜂蜜少许。

【制配】将香蕉去皮捣烂与蜂蜜、茶水调匀，代茶饮用。

【主治】高血压，动脉硬化，冠心病。

疗法十二

【组成】泡过的茶叶。

【制配】将泡过的茶叶在阳光下晒干，装入枕心做枕头，长期使用。

【主治】高血压，偏头痛。

疗法十三

【组成】食醋100毫升，冰糖500克。

【制配】将冰糖放入食醋中溶化，每次服10毫升，每日3次，饭后服。

【主治】高血压。溃疡病、胃酸过多者忌。

疗法十四

【组成】花生仁、醋各适量。

【制配】醋泡花生仁5～7天后，每晨空腹食4～10粒。

【主治】高血压。

疗法十五

【组成】醋50克，鸡蛋1个。

【制配】将鸡蛋同醋一起煎煮，晨起空腹服，连服7天。

【主治】高血压。

疗法十六

【组成】醋、黄豆各适量。

【制配】将黄豆炒熟，装入瓶中

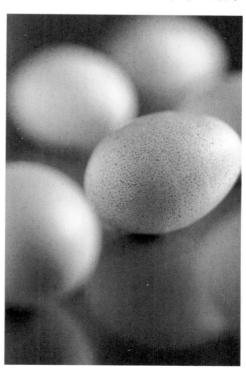

43

占 1/3，入醋占 2/3（约醋 1000 毫升，豆 500 克），加盖浸 7 ~ 10 天，便可吃豆饮醋，豆粒数量不限，醋 1 匙。

【主治】高血压初期，糖尿病，肥胖病，肩周炎。

疗法十七

【组成】食醋、鸡蛋各适量。

【制配】将鸡蛋煮熟，敲碎蛋壳，用食醋浸 24 小时，每天早晨空腹吃 1 个，连服 7 ~ 15 天。

【主治】高血压。

疗法十八

【组成】食醋 2500 毫升，冰糖 500 克。

【制配】把冰糖放入食醋中待溶化，每饭后服 1 汤匙。

【主治】高血压。

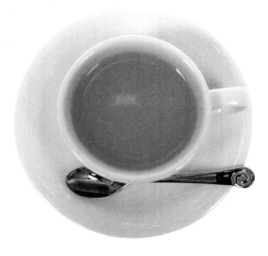

疗法十九

【组成】玉米须适量。

【制配】将玉米须淘净入锅煮水代茶饮。

【主治】高血压。

疗法二十

【组成】醋 15 克，玉米须 60 克，瘦猪肉 250 克。

【制配】将猪肉洗净切片，与醋、玉米须入锅煎汤，煎好后食肉喝汤，每日 2 次。

【主治】高血压。

疗法二十一

【组成】干玉米须 7 ~ 8 克，苦丁茶适量。

【制配】将干玉米须同苦丁茶一起泡茶喝。

【主治】高血压。

疗法二十二

【组成】陈醋 500 克，黑豆 200 克。

【制配】待黑豆在陈醋中浸 1 周后，每次嚼服 30 粒，每日 3 次。

【主治】高血压。

疗法二十三

【组成】芹菜连根 120 克，粳米

250 克，食盐、味精各少许。

【制配】将芹菜洗净切段、粳米淘净放入锅内，加适量水用大火烧沸，再用文火熬至米烂成粥，加入适量盐、味精调味。每天早晚餐食用，连服 7 ~ 8 天为 1 疗程（一般食用 1 ~ 4 天后，血压开始下降）。

【主治】高血压，冠心病。

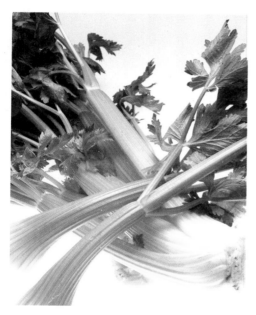

疗法二十四

【组成】茶叶 10 克，香蕉 50 克，糖适量。

【制配】香蕉去皮研碎，放入等量的茶水中，再加入适量糖。每日服 3 次，每次服 1 小杯。

【主治】高血压，冠心病，动脉硬化症。

冠心病

冠心病是心脏的冠状动脉粥样硬化，管腔狭窄或阻塞，导致心肌缺血缺氧所引起的以心前区疼痛为主要症状的心脏缺血性疾病。激动、劳累时心前区易生压榨性疼痛，休息或用硝酸酯类后可以缓解。

疗法一

【组成】兔血、茶末各 200 克，乳香末 100 克。

【制配】将茶末、乳香末放入兔血中捣烂，制成黄豆大的药丸，每日温醋化服 1 丸。

【主治】冠心病。

疗法二

【组成】老茶树的粗壮老根适量。

【制配】将茶树根洗净切片，每日 30 ~ 90 克，加糯米酒适量，盛入瓦罐内，加水，用慢火煎煮 2 次，取 2 次浓汁，每晚睡前温服，30 天为 1 疗程，可连服 4 ~ 5 个疗程。

【主治】高血脂，脂肪肝。

疗法三

【组成】茶叶 5 克，山楂 10 克，益母草 10 克。

【制配】将茶叶、山楂、益母草放入口杯中用沸水泡饮,每日饮用。

【主治】冠心病。

● 疗法四

【组成】绿茶1克,山楂片25克,清水400毫升。

【制配】将绿茶、山楂片放入400毫升水的锅中,煮沸5分钟,分3次温服,可加开水续泡饮,每日1剂。

【主治】冠心病。

● 疗法五

【组成】茶叶10克,去皮香蕉50克,蜂蜜少许。

【制配】用开水冲泡茶叶,香蕉捣烂,加入蜂蜜调成茶水当茶饮,每日1剂。

【主治】冠心病,动脉硬化。

● 疗法六

【组成】茶叶1克,干心莲3克。

【制配】将茶叶、干心莲放入口杯中用沸水浸泡5分钟。饭后饮用,可续泡再饮,直至无味。

【主治】冠心病。

● 疗法七

【组成】茶叶10克,山楂10克,菊花10克。

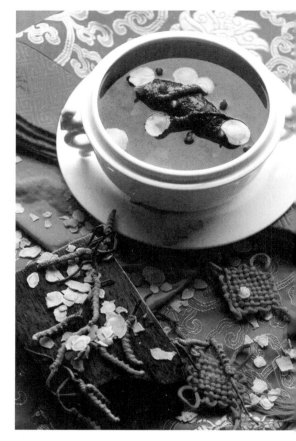

【制配】将茶叶、山楂、菊花放入口杯中用沸水泡饮,每日饮用。

【主治】冠心病。

● 疗法八

【组成】大蒜、花生仁、桂花各适量。

【制配】将大蒜、花生仁、桂花放入醋中浸泡24小时,每天起床后吃10~15粒;或每天晚上醋浸花生仁10~15粒,次晨连醋一起服完。

【主治】冠心病阴阳两虚者。

疗法九

【组成】去盐粉的海蜇头 100 克，去皮切片荸荠 100 克，红糖 30 克，醋 10 毫升。

【制配】将海蜇头、荸荠、红糖、醋一起放入瓦锅内水煎。每天 1 次口服，连服 15 ~ 20 天。

【主治】冠心病阴虚阳亢者，症见心胸疼痛时，或胸痛兼胸闷、心悸头晕、心烦不寐、盗汗、口干，或面有潮热。

疗法十

【组成】大蒜 20 克，橘皮 30 克，枳实 10 克，生姜 10 克。

【制配】大蒜、橘皮、枳实 10 克，生姜放入锅中，水煎服，每日 1 剂。

【主治】气滞痰阻型冠心病。

疗法十一

【组成】去皮大蒜 6 瓣，玉米 50 克。

【制配】将大蒜加入糖醋汁中浸渍 24 小时，玉米 50 克加水煮成粥，再将醋渍蒜瓣放入煮片刻，加入少许调料，趁热服用，连续服用 15 天。现煮现服，不宜久放。

【主治】冠心病。

疗法十二

【组成】醋 20 毫升，青木香 10 克。

【制配】取汁顿服。

【主治】冠心病心绞痛。

疗法十三

【组成】大蒜油 10 毫升。

【制配】每日 3 次，一般 5 天即可将冠心病患者的心绞痛镇定下来。

【主治】冠心病。

疗法十四

【组成】薤白 10 ~ 15 克（鲜者 30 ~ 60 克），葱白 2 根。

【制配】将葱白、薤白洗净切碎，水煎服，每日 1 剂。

【主治】冠心病心绞痛（发热者忌）。

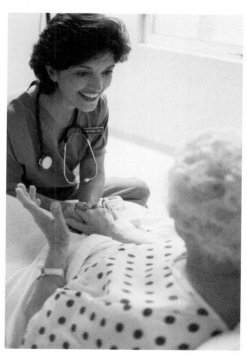

疗法十五

【组成】生大蒜适量。

【制配】将大蒜去皮切细，用冷开水冲蒜末吞服，在两餐间服用，每日服2～3次。

【主治】冠心病。

疗法十六

【组成】隔年老葱白3～5根，麻油120克。

【制配】将隔年老葱白去皮须叶，捣为膏。将患者口撬开，用银铜匙将葱膏送入咽喉中，用麻油灌送膏，油不可少用，使葱膏下喉中。

【主治】冠心病引起的晕厥。

疗法十七

【组成】龙眼核500克，去核大乌枣500克。

【制配】将龙眼核、大乌枣去黑皮，煮极烂，捣烂如泥，做成丸。每

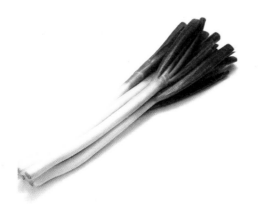

晨淡盐汤送下9克，几次即可见效果。

【主治】冠心病。

疗法十八

【组成】野田小蒜、醋各适量。

【制配】以醋煮软野田小蒜，顿食。

【主治】冠心病。

疗法十九

【组成】食油、味精、盐、海带、薏苡仁、鸡蛋、胡椒粉各适量。

【制配】将海带洗净、切条，薏苡仁洗净，两者共放入高压锅内置旺火上炖至极烂，放入食油；将打匀的鸡蛋炒熟，即将海带、薏苡仁连汤倒入，加盐、胡椒粉适量炖煮片刻，起锅时加味精调味，即可服食。

【主治】高血压，冠心病，风湿性心脏病。

疗法二十

【组成】当归、生姜各75克，瘦羊肉1千克，大料、桂皮各少许。

【制配】将当归、生姜、瘦羊肉、大料、桂皮一同放入锅内，加水用文火焖至肉烂熟，去药渣，食肉服汤，每次适量。

【主治】冠心病。

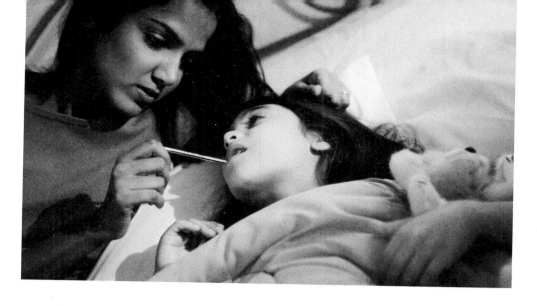

呃逆

呃逆，俗称打嗝，是指气逆上冲，喉间呃呃连声，声短而频，令人不能自制的病症，见于西医学的胃肠神经官能症、膈肌痉挛等。

疗法一

【组成】生姜、甜面酱各适量。

【制配】姜蘸酱吃。

【主治】呃逆。

疗法二

【组成】米醋100毫升，红糖9克。

【制配】将红糖和米醋搅匀服用。

【主治】胃寒呃逆。

疗法三

【组成】醋2汤匙，白糖1汤匙。

【制配】白糖放入醋中混溶后慢慢饮下，并再用醋少许涂擦口鼻。

【主治】各种原因引起的呃逆，胃火所导致之呃逆尤效。

疗法四

【组成】香醋20毫升。

【制配】把香醋与20毫升凉开水混匀1次喝下。

【主治】各种原因引起的呃逆。

疗法五

【组成】生姜汁5毫升，白萝卜汁30毫升。

【制配】将生姜汁和白萝卜汁混合，1次服完，每日服1～2次。

【主治】胃气上逆，呃逆频作。

疗法六

【组成】蒜瓣1～2个。

【制配】将大蒜去皮放口中嚼烂。

轻者不咽蒜汁呃逆即止，重者咽下蒜汁呃逆亦止。

【主治】呃逆。

疗法七

【组成】鲜姜 30 克，蜂蜜适量。

【制配】将鲜姜洗净，捣烂取汁，与蜂蜜调匀，开水冲服。

【主治】呃逆。

腹泻

腹泻是指大便次数增多，大便呈稀溏或排出物是未消化的食物，甚至排泄物像水样，属于中医的泄泻范畴。

疗法一

【组成】团蒜（又名小蒜）、鸡

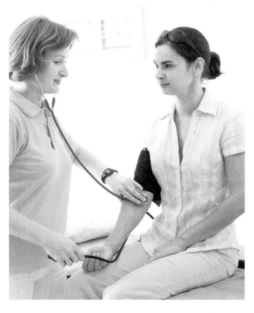

蛋各适量。

【制配】将蒜切碎，与鸡蛋煎食。

【主治】腹泻。

疗法二

【组成】大蒜 1 头。

【制配】将大蒜去皮，烧炭存性，水煎服，每日 2 次。

【主治】腹泻。

疗法三

【组成】茶叶 15 克，炮姜 3 克，盐 3 克，粳米 30 克。

【制配】将茶叶、炮姜、盐、粳米入锅同炒，水煎服。

【主治】腹泻。

疗法四

【组成】艾叶、生姜各适量。

【制配】将生姜洗净切片，与艾叶入锅煎汤，温服。

【主治】腹泻。

疗法五

【组成】车前草叶 50 克，葱白 1 根，粳米适量。

【制配】将车前草叶和洗净切段的葱白同煮取汁，入米煮粥，早晚服。

【主治】腹泻。

疗法六

【组成】鸡蛋 2 个，米醋适量。

【制配】用米醋煮鸡蛋，食之。

【主治】腹泻。

疗法七

【组成】绿茶 6 克，姜末 3 克。

【制配】将绿茶和姜末入杯用开水冲泡，代茶饮。

【主治】腹泻。

疗法八

【组成】红糖、茶叶各适量。

【制配】茶叶煎浓，加红糖煮至发黑服用。

【主治】腹泻。

疗法九

【组成】姜末适量。

【制配】姜末用开水冲服，代茶饮，每次 6 克，每日 3 次。

【主治】中寒水泻。

疗法十

【组成】鸡蛋 4 个，红糖水一碗，鲜姜适量。

【制配】将鲜姜洗净切成碎片，同鸡蛋入锅炒熟后吃掉，然后喝红糖水一碗。

【主治】腹泻。

疗法十一

【组成】艾叶 1 把，葱白 2 根。

【制配】将艾叶、葱白共捣碎敷脐，并用热水袋加温。

【主治】腹泻。

疗法十二

【组成】大蒜 1 头。

【制配】将大蒜去皮捣烂，贴足心或脐中。

【主治】久泻、寒泻。

疗法十三

【组成】蒜适量。

【制配】将大蒜放热灰中煨熟，去皮捣烂，温敷脐部固定。

【主治】久泻不止。

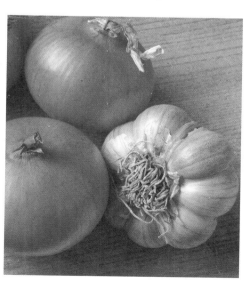

疗法十四

【组成】大蒜、胡椒各适量。

【制配】将大蒜和胡椒共捣成饼状，敷脐部固定。

【主治】腹泻腹痛，大便如清水之寒泻。

疗法十五

【组成】干姜丝3克，绿茶1克。

【制配】将干姜丝与绿茶用开水冲泡15分钟后饮下，每日3次。

【主治】急性胃肠炎腹泻。

疗法十六

【组成】醋适量。

【制配】常喝醋。

【主治】久泻不止。

疗法十七

【组成】生姜40克，红糖40克，鸡蛋2个。

【制配】将生姜切碎，加水400毫升，煎汁到250～300毫升；鸡蛋打入碗中搅拌至起泡，把煎汁趁沸倒入鸡蛋中，

加红糖溶化后口服，每日早晚各1次。恶寒发热者服后盖被取汗，得汗即愈。

【主治】夏季及产后腹泻。

疗法十八

【组成】茶叶适量。

【制配】将茶叶煎剂，每次10毫升，每日3次。

【主治】急性胃肠炎腹泻。

疗法十九

【组成】米醋50毫升，开水适量。

【制配】以开水稀释醋，常服用。

【主治】食积腹泻。

疗法二十

【组成】大蒜4～6瓣，醋1杯。

【制配】将大蒜去皮捣烂如泥，加醋1杯调匀，每日服3次。

【主治】急性肠炎腹泻。

疗法二十一

【组成】大蒜1头，鸡蛋2个。

【制配】将大蒜去皮捣烂，蛋煮熟，与蒜同吃。

【主治】受寒腹泻，泻下清稀。

疗法二十二

【组成】醋100毫升，鸡蛋2个。

【制配】用搪瓷锅盛醋，加入去壳鸡蛋共煮至蛋熟为止，蛋醋同服，若不愈可再服1～2次。

【主治】腹胀腹泻。

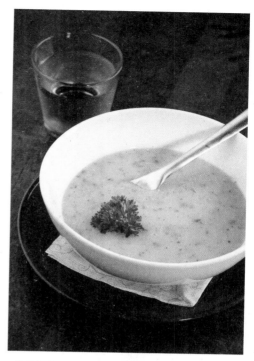

疗法二十三

【组成】鸡蛋2个，明矾6克。

【制配】将鸡蛋壳与明矾加适量水煮熟，吃蛋喝汤，每日1剂，连服3天。

【主治】腹泻不止。

疗法二十四

【组成】1个开了小孔的鸡蛋，胡椒适量。

【制配】将胡椒粉倒入鸡蛋内用湿纸封口，壳外用湿面粉团包裹3～5毫米厚，置木炭火中煨熟，食蛋。每日3次，每次1个，空腹酒送服。

【主治】风寒腹泻。

疗法二十五

【组成】醋30毫升，生姜15克，鸡蛋3个，葱、盐各适量。

【制配】将鸡蛋打入碗中，加入切碎的生姜、葱、盐搅匀，用油煎成鸡蛋饼时再用醋炙之，当点心吃，连吃数次至症状改善为止。

【主治】脾胃虚寒，久泻不止。

疗法二十六

【组成】大蒜适量。

【制配】将大蒜去皮捣烂如泥，贴于足心及水分穴，用胶布固定，每天换药1次。

【主治】腹泻不止。

• 疗法二十七

【组成】山药50克，鸡蛋黄2个。

【制配】将山药研碎过筛，加水适量煮两三沸，放入蛋黄，每日空腹食3次。

【主治】腹泻，肠滑不固症。

• 疗法二十八

【组成】绿茶10克，黄连、葛根各6克，生干草3克。

【制配】将黄连、葛根、生干草洗净，加绿茶，开水浸泡代茶饮用，

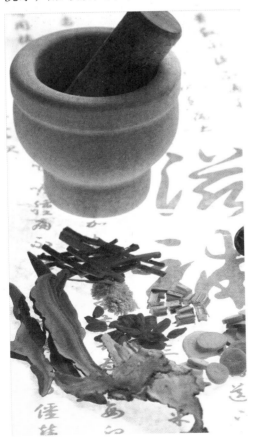

每天1剂，重者酌情加大用量。

【主治】腹泻。

• 疗法二十九

【组成】生姜1块，艾叶1把。

【制配】将生姜和艾叶入锅煎汤，趁热服。

【主治】腹泻。

• 疗法三十

【组成】干姜适量。

【制配】以干姜末粥调服。

【主治】腹泻。

• 疗法三十一

【组成】陈醋、大蒜各适量。

【制配】陈醋泡大蒜，食数个。

【主治】风寒腹泻。

• 疗法三十二

【组成】肉豆蔻15克，鸡蛋1个。

【制配】将肉豆蔻研为末与鸡蛋炒，趁热吃，最多3服。

【主治】水泻不止。

• 疗法三十三

【组成】大葱100克，食盐适量。

【制配】将大蒜去皮切片，同盐共炒热后，用布包裹热敷于腹部、背部和腰部。

【主治】风寒腹泻。

疗法三十四

【组成】猪肚1具，蒜头适量。

【制配】将洗净的猪肚和大蒜煮糜，制成如梧子大的药丸，每次服30丸，汤饮下。

【主治】脾胃虚腹泻，脾胃虚而久泻。

疗法三十五

【组成】小蒜12头，鸡蛋2个。

【制配】将小蒜洗净切碎，和鸡蛋煎熟，不放盐，去壳食用。

【主治】腹泻。

疗法三十六

【组成】鸡蛋1～2个，艾叶1把。

【制配】将鸡蛋用艾叶包好放入灶内灰中，约半个小时艾叶得火，鸡蛋亦熟，去壳食用。

【主治】腹泻。

疗法三十七

【组成】面条、蒜各适量。

【制配】将蒜去皮（独头的最好）拍碎，面条要趁热，越热越好；趁热将蒜放在面条上，不放盐及其他调味品，趁热服下，吃1次即可康复。

【主治】肠炎腹泻。

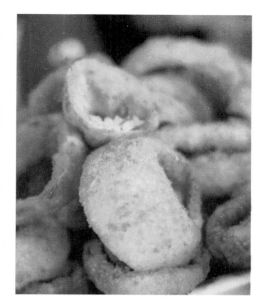

疗法三十八

【组成】蒜适量。

【制配】将蒜剥皮洗净，用刀削去蒜瓣的头尾和蒜的膜皮。拉肚子时，大便后先温水坐浴，再将削好的蒜送入直肠里，越深效果越好。一般情况下，放入蒜后泻肚即止，5～6个小时后排便即成条形。每次放一两瓣，连放2～3天，大便可正常。

【主治】肠炎腹泻。

疗法三十九

【组成】炸油饼或油条1～3根、大蒜适量。

【制配】炸油饼（或油条）就大蒜吃下。

【主治】腹泻。

疗法四十

【组成】茶叶（不论何种茶叶）适量。

【制配】将茶叶用铁锅炒焦后沏成浓茶，温服。

【主治】腹泻。

疗法四十一

【组成】鸡蛋3个，红糖、白糖各适量。

【制配】把等量的红糖和白糖混合拌匀放在碟子里，用白水煮3个鸡蛋，不要用凉水冰，趁热剥皮蘸糖吃，蘸的越多越好。3个鸡蛋全吃完，1小时就能止泻，很灵验。

【主治】腹泻。

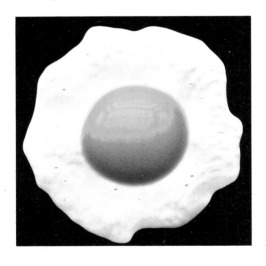

便秘

便秘是指大便秘结不通，排便间隔时间长，或间隔虽不长但排便困难等原因的病症。

疗法一

【组成】独头蒜1头。

【制配】煨熟去皮，薄布包好，送入肛门，大便自通。

【主治】便秘。

疗法二

【组成】葱白、蜂蜜各适量。

【制配】葱白蘸蜂蜜少许，轻轻送入肛门内，来回拉几下拔出，约20分钟即欲大便。

【主治】便秘。

疗法三

【组成】葱白16克，生姜6克，萝卜汁12克，食盐20克。

【制配】将葱白、生姜、萝卜汁、食盐入锅共炒热，贴脐中。

【主治】便秘。

疗法四

【组成】老姜、麻油各适量。

【制配】将生姜用湿布裹好，火上煨热，蘸麻油塞肛门中，快则半日见效，迟则1日见效。此方对老年人更适用。

【主治】气滞便秘。

疗法五

【组成】生大蒜适量。

【制配】经常食用生大蒜，养成定时排便习惯，坚持数日后，即可排出软便。

【主治】便秘。

疗法六

【组成】微温淡盐水 1 ~ 2 杯。

【制配】每天清晨醒后，尽早空腹喝 1 杯淡盐水，日日如此，天天可排软便。

【主治】习惯性便秘，还可减少心脑血管梗阻发生。

疗法七

【组成】土豆汁、米醋各 1 杯。

【制配】每天早晨和中午分别喝 1 杯土豆汁和米醋。

【主治】便秘。

疗法八

【组成】茶叶 2 克，红糖 10 克。

【制配】开水冲泡茶叶和红糖 10 分钟，每天饭后温开水饮用 1 杯。

【主治】便秘。

疗法九

【组成】切丝大葱 2 千克，2 头捣成泥的大蒜，米醋适量。

【制配】将大葱、大蒜、米醋炒至很热，分 2 包趁热敷脐上，凉则更换，不可间断，6 小时后其结自开。

【主治】阳虚便秘，腹中冷痛，四肢不温，喜热怕冷，腰脊酸冷。

疗法十

【组成】茶叶 3 克，蜂蜜 2 克。

【制配】每天饭后饮用 1 杯温水冲泡茶叶、蜂蜜而成的茶。

【主治】便秘，脾胃不和。

疗法十一

【组成】红薯 400 克，生姜 10 克，大蒜 20 克，红糖适量。

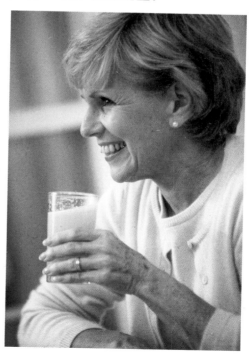

【制配】水煮红薯块，煮熟后放入姜、蒜、糖再煮片刻，即可食之。

【主治】阳虚便秘。

▶ 疗法十二

【组成】鲜姜30克，豆豉9克，盐6克，连须大葱500克，盐少许。

【制配】将鲜姜、连须大葱洗净，同豆豉、盐共捣烂烘热，敷脐上。

【主治】二便不通。

▶ 疗法十三

【组成】大蒜20克，葱汁10毫升，牛奶250克，蜜糖60克。

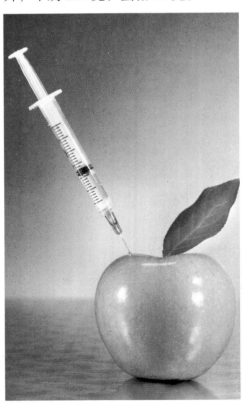

【制配】将大蒜洗净切片，同葱汁、牛奶、蜜糖一起放入碗中直至蒸熟，每天清晨空腹食用。

【主治】气血两虚便秘。

▶ 疗法十四

【组成】葱白100克。

【制配】将葱白洗净捣烂成糊，敷脐部，并加热水袋熨。

【主治】二便不通。

▶ 疗法十五

【组成】葱2千克，醋适量。

【制配】将葱洗净切丝加醋炒热，分2包交替热熨脐部。

【主治】二便不通。

▶ 疗法十六

【组成】葱、盐各适量。

【制配】将葱洗净切细，等量麦麸，盐取葱的2/3量，加水和匀，分2次炒至极热，敷脐上。

【主治】二便不通。

▶ 疗法十七

【组成】生姜、盐各6克，淡豆豉30粒。

【制配】将生姜洗净，同盐、淡豆豉捣烂，敷脐。

【主治】寒性二便不通。

疗法十八

【组成】葱白6根，糯米饭适量。

【制配】将葱白洗净切碎，同糯米饭共捣烂，敷脐。

【主治】寒性二便不通。

疗法十九

【组成】百合20克，冬瓜100克，鸡蛋清1份，油、盐适量。

【制配】将百合、冬瓜及鸡蛋清加油、盐煮汤食之。

【主治】各种便秘。

疗法二十

【组成】大蒜250克，50°左右的白酒500毫升。

【制配】先将大蒜用白酒浸泡1周，然后每天饮服1小杯，约25毫升，同时吃下2～3个蒜瓣。如此长期治疗，病情可望好转。

【主治】便秘。

疗法二十一

【组成】新鲜鸡蛋1个，醋150～180毫升，糖或蜂蜜适量。

【制配】把醋、新鲜鸡蛋放在大玻璃瓶中密封48小时，用筷子将软化的蛋皮挑破，搅匀再密封24小时便可服用。分5～7日服完，每日1

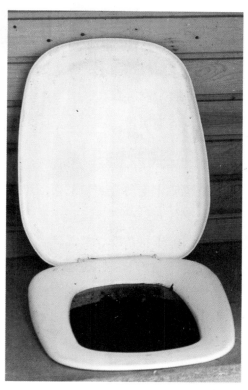

次，每次25～30毫升（早晨空腹时加2～3倍温开水和适量糖蜜冲服，软蛋皮可1次吃下）。

【主治】各种便秘。

疗法二十二

【组成】红薯叶250克。

【制配】将红薯叶洗净，用油、盐炒熟，一次吃完，每天2次。

【主治】便秘。

疗法二十三

【组成】连须葱头5个，生姜1块，食盐9克，豆豉10粒。

【制配】将连须葱头、生姜洗净切碎，同盐和豆豉共捣成饼状，烘热后贴脐上，用胶布固定，良久大便可通，如不通，可再敷。

【主治】便秘。

疗法二十四

【组成】上等茶叶15克，黑芝麻、大黄各60克。

【制配】将茶叶、黑芝麻、大黄共研成细末，每次取10克，以开水冲服。

【主治】便秘。

疗法二十五

【组成】番薯（红薯）切块，香菇3块切丝，香菜20棵。

【制配】将洗净切好的红薯、香菇、香菜用花生油炒熟，可加盐、味精调味。每天早晨空腹吃下，连续服用5天，方可见效。

【主治】便秘。

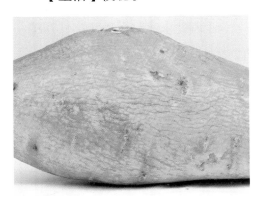

疗法二十六

【组成】茶叶6克，草决明20克。

【制配】将茶叶和草决明用沸水冲泡，代茶饮用。

【主治】便秘。

疗法二十七

【组成】茶叶3克。

【制配】将茶叶装袋放杯中，以沸水冲泡，凉后加适量蜂蜜，搅拌均匀后代茶饮用。

【主治】便秘。

疗法二十八

【组成】牛奶250克，蜂蜜、葱白各100克。

【制配】先将葱白洗净，捣烂取汁与牛奶、蜂蜜共煮，开锅下葱汁再煮即成。每天早晨空腹食用。

【主治】老年人习惯性便秘。

疗法二十九

【组成】盐8克，油20克，大米50克，芋头250克。

【制配】将芋头去皮切块与大米加水煮粥。用油、盐调味食用。

【主治】便秘。

疗法三十

【组成】莲藕适量，糖、盐、醋、

麻油各少许。

【制配】将莲藕焯一下，洗净切片，根据个人口味放入适量的糖、盐、醋和麻油拌匀。将拌好的莲藕存放在密封的瓶子里，每天取出一些作为每餐的小菜。

【主治】便秘。

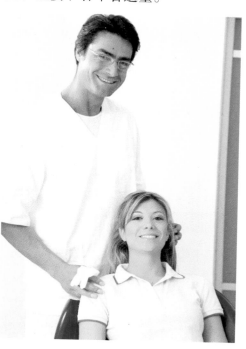

疗法三十一

【组成】黑芝麻 25 克，鸡蛋 1 个，大米适量。

【制配】将黑芝麻捣碎，大米淘净，加水适量煮粥，打入鸡蛋。每日 2 ~ 3 次。

【主治】便秘。

疗法三十二

【组成】淡豆豉 30 粒，食盐、生姜各 6 克。

【制配】将淡豆豉、食盐和洗净切好的生姜共捣烂贴脐上即可。

【主治】便秘。

疗法三十三

【组成】大田螺 3 个，盐 1 小撮。

【制配】将田螺和盐共捣碎，放在脐下 1 寸 3 分处，用腰带紧系，大便即下。

【主治】大肠干结便秘，大便秘结至极。

疗法三十四

【组成】草乌、葱各 1 根。

【制配】将草乌研成细末，用去根洗净的大葱蘸草乌末，纳肛门内即通。

【主治】便秘。

泌尿系感染

尿痛、尿急、尿频、血尿等为主要表现的肾、输尿管、膀胱、尿道等部位炎症性疾病称泌尿系感染。

疗法一

【组成】茶叶 30 克，海金沙 60 克，生姜、甘草各适量。

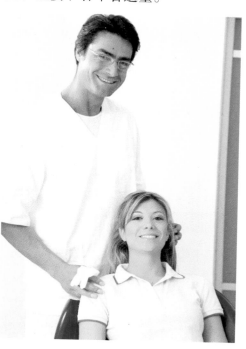

【制配】先将茶叶、海金沙共研成细末,然后将生姜和甘草入锅煎汤,汤调药末 10 克顿服。

【主治】急性泌尿系感染,小便不畅。

疗法二

【组成】绿茶 1 ~ 15 克,沙梨 200 ~ 250 克。

【制配】将沙梨洗净切片（连皮）,加水 1000 毫升煮沸,后加入绿茶即可。每日 1 ~ 2 剂,分 4 次温饮。亦可沙梨洗净榨汁,调茶温饮。

【主治】泌尿系感染发热。

疗法三

【组成】鲜荠菜 300 克,水 1500 毫升,鸡蛋 1 个。

【制配】将鲜荠菜洗净切碎,入锅添 1500 毫升水煮至 500 毫升,然后打入鸡蛋煮熟,出锅加少量盐调味即可。每日 1 ~ 2 次,连服 30 天为 1 疗程。

【主治】肾结核。

疗法四

【组成】茶叶 5 克,竹叶 10 克。

【制配】将茶叶、竹叶用沸水冲泡,每日代茶饮。

【主治】急性尿路感染,小便淋滴、涩痛不畅。

头痛

头痛是临床上常见的自觉症状,是指外感或内伤杂病以头痛为主症者。剧烈头痛经久不愈者又称头风。可见于现代医学内、外、神经、精神、五官等科多种疾病中,在内科则多见于感染性、发热性疾病,颅内疾病,高血压、神经官能症等疾病。

疗法一

【组成】大蒜 1 瓣。

【制配】将大蒜去皮捣烂取汁,令患者仰卧垂头,将蒜汁滴入鼻中 2 ~ 3 滴,急令闭口含嘘,眼中泪出即愈。

【主治】头痛。

疗法二

【组成】生姜 6 克,细茶 6 克,

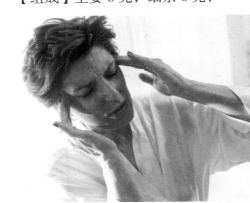

葱白 5 根，核桃肉 5 个。

【制配】将生姜、细茶、葱白、核桃肉入锅煎汤趁热服，汗出即愈。

【主治】头痛。

疗法三

【组成】葱头数个。

【制配】将葱头洗净捣烂，以布包擦前额。

【主治】头痛。

疗法四

【组成】大蒜 12 克，生姜 6 克。

【制配】大蒜去皮，和生姜共捣烂如膏状，敷于太阳穴。

【主治】头痛。

疗法五

【组成】醋适量。

【制配】将醋入锅煮沸，以其蒸气熏头。

【主治】头痛。

疗法六

【组成】大蒜 1 头。

【制配】将大蒜去皮捣烂如泥，用布包好擦前额。

【主治】感冒初起的头痛。

疗法七

【组成】生葱 5 根，生姜皮少许。

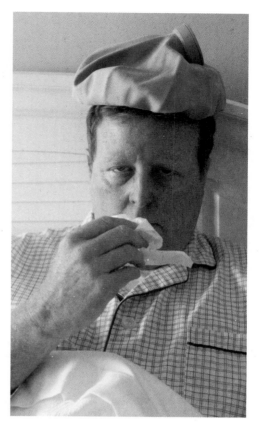

【制配】将生葱洗净切段，同生姜皮捣烂混匀，趁热敷痛处。

【主治】头痛。

疗法八

【组成】大蒜、葱白、生姜各等量。

【制配】将大蒜去皮，同葱白、生姜切片入锅煎汤，温服，出汗即愈。

【主治】感冒头痛，鼻塞，恶寒发热。

疗法九

【组成】生姜 30 克，红糖适量。

【制配】将生姜洗净切细，加红糖以温开水冲泡，趁热温服，出汗即愈。

【主治】感受风寒头痛发热。

疗法十

【组成】连须葱白60克，糯米适量。

【制配】将糯米熬成稀粥，加入连须葱白60克再煮片刻，趁热服食。

【主治】风热头痛。

疗法十一

【组成】生姜3片，茶叶2克，红糖适量。

【制配】将生姜洗净切片，同茶叶、红糖入锅煎汤温服。

【主治】风寒头痛。

疗法十二

【组成】鲜姜120克，葱白7根，白胡椒30克，黑豆7粒，去核大枣7个。

【制配】把白胡椒、黑豆共研成细末，加入葱姜捣烂和匀用纱布包好。鼻嗅，每日嗅3～4次，每次3～5分钟，2天换1次药，3剂药为1疗程。

【主治】偏头痛。

疗法十三

【组成】葱、姜、艾、茶各等量。

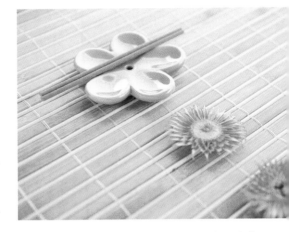

【制配】将葱、姜洗净切好，同艾和茶入锅煎汤温服，取微汗。

【主治】头痛发热。

疗法十四

【组成】茶叶、川芎各9克。

【制配】将茶叶和川芎入锅煎汤，分服，每日1剂。

【主治】顽固性偏头痛。

疗法十五

【组成】生石膏30克，荞麦粉30克。

【制配】将生石膏和荞麦粉共研细末，用适量醋调成糊状敷患部，药末干后，再加醋调敷。

【主治】风火上炎的偏头痛。

疗法十六

【组成】茶叶15克，青皮鸭蛋2个。

【制配】用茶叶水煮青皮鸭蛋，煮熟去壳，吃蛋饮茶，每日1次。

【主治】顽固性头痛。

疗法十七

【组成】茶叶适量。

【制配】煮茶叶水温服，须臾即吐，吐后再饮。

【主治】头痛欲裂（厥头痛）。

疗法十八

【组成】酒精或白酒。

【制配】用棉球蘸酒精或白酒塞入耳道。

【主治】头目疼痛。

疗法十九

【组成】葱叶少许。

【制配】将葱叶插入鼻内深处及耳内，气通后可清爽。

【主治】头目疼痛。

疗法二十

【组成】葱白3根，当归10克，川芎5克，白芷6克。

【制配】将葱白洗净切段，同当归、川芎、白芷入锅煎汤2次，混合后分上、下午服，每日1剂。

【主治】头痛。

疗法二十一

【组成】鸡蛋2个，辛夷花10～12克。

【制配】将鸡蛋和辛夷花入锅加适量清水同煮，蛋熟后去壳再煮片刻，吃鸡蛋喝汤。

【主治】头痛。

疗法二十二

【组成】生姜3片，鸡蛋2个，双勾30克，红枣、黑豆各60克。

【制配】将生姜洗净切片，同鸡蛋、双勾、红枣、黑豆入锅共煮，煮熟后捞出双勾和生姜，趁热吃。

【主治】头痛。

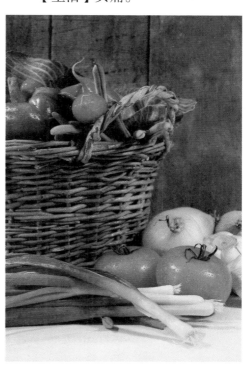

疗法二十三

【组成】绿茶、川芎各 6 克，红糖适量。

【制配】将绿茶、川芎、红糖入锅加一碗半水煎煮至一碗，去渣饮用。

【主治】头痛。

疗法二十四

【组成】高良姜适量。

【制配】将高良姜洗净生研，嗅入鼻中头痛即止。

【主治】头痛。

疗法二十五

【组成】干白菜根 1 块，红糖 60 克，生姜 3 片。

【制配】将生姜洗净切片，同干白菜根、红糖入锅煎汤，日服 3 次。

【主治】头痛。

疗法二十六

【组成】芥子末适量。

【制配】用醋调和，敷头 1 周。

【主治】头痛。

疗法二十七

【组成】荞麦粉适量，醋少许。

【制配】先将荞麦粉炒热，然后加醋续再炒，趁热敷头上，用布包紧，勿见风，冷则即换，日夜不断。

【主治】头痛。

疗法二十八

【组成】乌梅肉 30 个，盐、酒各适量。

【制配】将乌梅肉、盐入锅，用 3 升酒煮至 1 升，顿服，多吐即愈。

【主治】头痛。

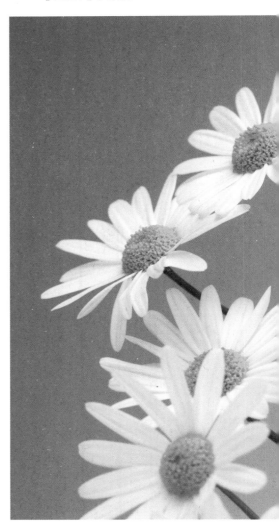

外科疾病就是指发于体表或接近于体表的疾病。中医外科包括痈、疽、疮、疡、疥、癣、伤折等，这类疾病通过葱、姜、蒜、酒、茶、醋疗效果显著。

外科病良方

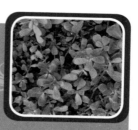

疖肿

疖肿是发生在皮肤浅表部位由金黄色葡萄球菌或白色葡萄球菌侵犯毛囊及其周围组织所引起的一种皮肤急性化脓性炎症，未化脓时疼痛剧烈，溃后疼痛减轻。疖肿附近淋巴结肿大疼痛，常伴有发热、恶寒等全身性症状。

◆ 疗法一

【组成】葱白1根，茄子1个。

【制配】将葱白和茄子共捣烂。每日1次，取药泥敷患处。

【主治】疖。

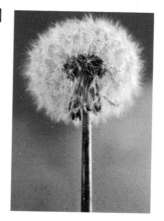

◆ 疗法二

【组成】生姜汁，花生油各10毫升。

【制配】将生姜汁、花生油调匀涂患处，每日1次。

【主治】疖。

◆ 疗法三

【组成】蜂蜜、鲜蒲公英、葱白各适量。

【制配】将鲜蒲公英、葱白清洗干净，捣烂成泥状，加入蜂蜜调均匀。取药泥敷患处，每天敷1次，7~10天可愈。

【主治】疖。

◆ 疗法四

【组成】仙人掌10克，生姜10克。

【制配】将仙人掌去皮刺，与生姜一起捣成稀泥状。将药泥均匀摊于塑料薄膜或凡士林布块上，敷患处，用纱布包扎，胶布固定，每天换 1 次药。

【主治】清热解毒，散结止痛，治疖。

疗法五

【组成】生姜、芋艿、面粉各适量。

【制配】将生姜捣烂取汁；芋艿去皮，捣烂如泥。两味拌匀，加适量面粉制成软膏。取药膏摊于干净纱布上贴患处，每天换一次药。冬天要烤热后贴。

【主治】疖。

疗法六

【组成】独头蒜 1 头，蜂蜜 9 克。

【制配】将独头蒜捣烂，与蜂蜜

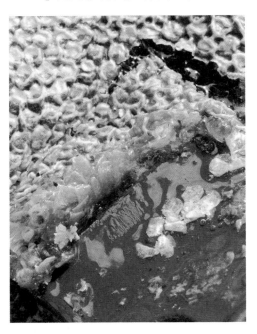

调匀敷患处。

【主治】疖。

疗法七

【组成】大蒜 2 头，绿豆 15 克。

【制配】将大蒜去皮，同绿豆共捣烂涂患处，每日 1 次。

【主治】疖。

疗法八

【组成】鲜鲫鱼 200 ～ 250 克，绿茶 20 ～ 25 克。

【制配】将鲫鱼去鳞、鳃、内脏后，再在鱼腹内装入绿茶，置碗入锅，清蒸至鱼熟。不加盐食之。

【主治】糖尿病疖痈。

疗法九

【组成】大蒜 1 头，麻油 15 克。

【制配】大蒜剥皮，捣烂如泥，加入麻油调匀成膏。取膏摊于纱布上贴患处，干后即换。

【主治】杀菌拔脓，治暑治疖。

疗法十

【组成】蟾酥、乳香、朱砂、醋各适量。

【制配】蟾酥与乳香、朱砂制成蟾酥丸。将丸研细以醋调敷患处。

【主治】疖。

痈

痈是发生于皮肉间多个相邻毛囊和皮脂腺的急性化脓性感染。它多发于皮肤坚硬且皮脂腺分布丰富的颈部、腰部和背部。初起微红灼热，表面坚硬，边界不清，剧烈疼痛，且迅速向周围扩大，附近淋巴结肿大，伴有高热、畏寒、头痛、心烦，严重者可继发败血症，甚至死亡。

疗法一

【组成】生附子、米醋。

【制配】将生附子用米醋磨汁，调匀，敷于患处四周。

【主治】痈疽初起。

疗法二

【组成】10%大蒜浸酒，0.25%普鲁卡因溶液。

【制配】伤口切开或扩创后，用10%大蒜浸液（2/3）加入0.25%普鲁卡因溶液（1/3）冲洗脓腔，蒜液纱条充填，次日换敷料。

【主治】化脓性软组织感染。

疗法三

【组成】灶心土、大蒜各适量。

【制配】将大蒜和灶心土浊合做

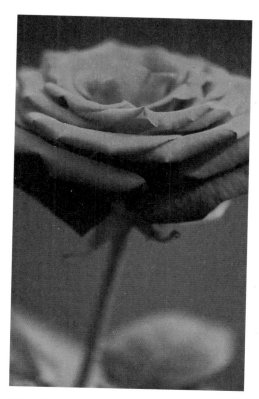

泥，贴患处，干了再换。

【主治】痈疽。

疗法四

【组成】独头蒜、艾炷各若干。

【制配】将独头蒜切片，按在痈疽头上，用艾炷灸之，3壮换1新片，痛者灸至不痛，不痛者灸至痛时方佳。若有10数头压在一起，用独头蒜研成泥膏制成泥饼，铺疮头上聚艾烧之亦能安。

【主治】痈疽初起，已结未结，赤热肿痛，恶疮漫肿、疙瘩四起、疼痛痒甚，皮色变与不变均可。

疗法五

【组成】全株大葱，醋。

【制配】将大葱洗净捣烂，以醋调和，炒热敷患处。

【主治】痈疮肿痛。

疗法六

【组成】大蒜125克，硇硝60克，大黄末30克，醋60毫升。

【制配】将大蒜去皮，与硇硝共捣成糊状，再用凡士林涂患处，敷以蒜糊3毫米厚并敷于患处，纱布包扎固定，1小时后去掉敷药，用温水洗净，再敷以醋调大黄末，6~8小时去药。一般1~2次即愈，必要时可再敷1次。

【主治】痈疽和深部脓肿。

疗法七

【组成】巴豆1.5克，轻粉、砂、白丁香各4.5克，醋适量。

【制配】上药为末，醋调后涂于疮上，自然腐破。

【主治】痈疽不溃。

疗法八

【组成】葱白、蜂蜜各等份。

【制配】将葱白洗净切碎，同蜂蜜捣烂成糊，敷患处。

【主治】急性皮肤化脓性感染。

疗法九

【组成】鲜生姜、酒精棉球、艾绒各适量。

【制配】鲜生姜切成硬币厚度，艾绒捏成底部直径6~8毫米高10~12毫米圆锥形艾炷。先用75%酒精棉球消毒患处四周，姜片置患部中心（用湿纸将疮痛全部盖住，先干处就是应灸处），上置艾炷，每次灸3~7壮，每灸3壮更换姜片1次，以痛者灸之不痛，不痛灸至痛为度。灸后用毫针挑去上面粟粒大小的白头或灸起的水疱，再敷以药膏。起病1~3日者，一般灸1~3次即愈。

【主治】疮疡痈肿。颜面部已经成脓的不宜。

疗法十

【组成】葱白60克，桂枝30克，干姜15克，醋120毫升，淀粉120克。

【制配】将葱白洗净，同桂枝、干姜捣碎混合用水煎浓缩，加醋、淀粉。调好贮备，用时依患部面积大小，连敷7天即消。

【主治】痈疽发背、疔疮、

乳岩等。

疗法十一

【组成】大蒜、葱白各等份。

【制配】将大蒜去皮，同洗净切碎的葱白共捣烂如泥，用纱布包好拧出汁，入小锅熬成膏状，摊布上敷贴患处，每日换药1次。

【主治】痈疽疮疡。

疗法十二

【组成】葱白30克，米粉120克。

【制配】将葱白洗净切细，与米粉同炒成黑色，共捣为细末，用量视需要而定，每次用时，以醋调和后摊纸上，贴患处，24小时换1次，以痈消为度。

【主治】痈疖硬肿，无头，不变色。

疗法十三

【组成】黄泥1块，蜂蜜1盅，雄黄酒约1克，连须葱白若干。

【制配】将连须葱白、黄泥、蜂蜜、雄黄酒共捣烂和匀，做成饼煨熟，趁热敷于疮上，干了再敷，1～2次自愈。

【主治】痈疽大毒初起。

疗法十四

【组成】大黄末25克，鸡蛋清、醋各适量。

【制配】以鸡蛋清调大黄末和匀，再用醋调，敷患处。

【主治】痈肿。

疗法十五

【组成】蛇蜕、醋各适量。

【制配】将蛇蜕烧存性研面，醋调涂痈上，干后即愈。

【主治】痈肿。

疗法十六

【组成】鹅蛋1个，醋适量。

【制配】将鹅蛋壳烧存性研细末，用醋调敷患处。

【主治】痈肿。

疗法十七

【组成】白丁香、米醋各适量。

【制配】将白丁香研末，用适量米醋调涂患处。

【主治】痈肿。

疗法十八

【组成】赤小豆、鸡蛋清、醋各适量。

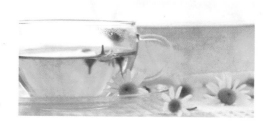

【制配】将赤小豆研成细末，用鸡蛋清和醋调匀敷患处。

【主治】痈毒，红肿热痛者。

疗法十九

【组成】桐叶、醋各适量。

【制配】将桐叶和醋入锅共蒸后贴患处。

【主治】痈疽久溃。

疗法二十

【组成】绿豆粉、鸡蛋各适量。

【制配】将绿豆粉同鸡蛋清调黏

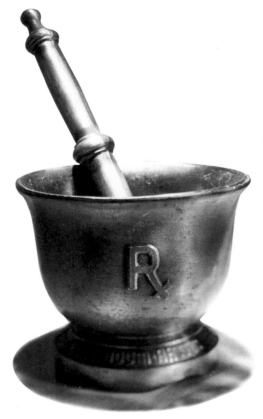

糊敷患处，每日早晚各敷 1 次，连用数次。后期发现有多数小儿有脓头者可撒雄黄、枯矾等份之粉末，盖以干净纱布即可。

【主治】痈肿。

疗法二十一

【组成】连须葱白、米醋各适量。

【制配】捣连须葱白至极烂，放入米醋搅匀敷患处，纱布包扎固定，每日换药 1 次。

【主治】外痈。

疗法二十二

【组成】独头蒜 3 ~ 4 个，麻油。

【制配】捣烂加麻油和研，将独头蒜去皮贴患处，干了再换。

【主治】痈疮及一切肿毒。

疗法二十三

【组成】干姜 30 克，醋适量。

【制配】将干姜炒紫研末，醋调后敷痈疽周围。

【主治】痈疽初起。

疗法二十四

【组成】浓茶汁。

【制配】用浓茶汁冲洗患处。

【主治】疮疖脓肿溃破。

疽

疽是气血为毒邪阻滞而不行的意思。初起的有头疽，相当于痈；初起的无头疽，则因其发病部位不同而与西医的病名有很大差异，如附骨疽相当于西医的化脓性骨髓炎，脱骨疽则相当于西医的血栓闭塞性脉管炎等。

疗法一

【组成】大蒜、葱白各等份。

【制配】将大蒜去皮，同洗净切碎的葱白共捣烂如泥，以纱布包好拧出汁水，置锅内熬成膏状，摊在纱布上，敷贴患处，每日换药 1 次，不论溃否均有一定疗效。

【主治】搭背、头疽等蜂窝组织炎症。

疗法二

【组成】大蒜 1 头，淡豆豉 40 克，乳香 3 ~ 5 克。

【制配】将大蒜去皮同淡豆豉、乳香共研烂，置疽上，铺艾灸之，痛者灸之令不痛，不痛者灸之令痛。

【主治】背疽漫肿无头者。

疗法三

【组成】生姜 1 块。

【制配】将生姜用炭火炙一层层

剥，共研末，以猪胆汁调敷并服之。

【主治】背疽初起。

疗法四

【组成】蒜瓣 500 克，红萝卜 1 千克（切碎），青柏叶 2.5 千克。

【制配】将蒜瓣、红萝卜、青柏叶一同放入锅内加 7 升水同煮，煮剩一碗水时，取汁再用小火熬成膏状，冷后涂 1 ~ 2 次即愈。

【主治】头疽。

疗法五

【组成】石灰 600 克，马齿苋、葱白各 300 克。

【制配】将葱白洗净切碎，同石灰、马齿苋共捣烂阴干，研细末，贴疮上。

【主治】发背疽。

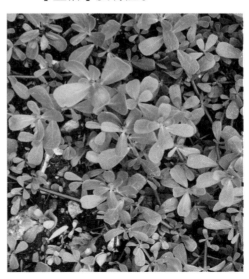

疗法六

【组成】结果的白桐叶、醋各适量。

【制配】用能结果的白桐叶醋蒸贴上，即可退热止痛，生肌收口。

【主治】痈疽发背。

疔疮

疔疮是疮疡的一种，形小、根深、坚硬如丁，多发于颜面和四肢、躯干（生手指端者肿胀如蛇，故常称为蛇头疔）。它发病很急，变化很快，如若处理不当，容易走黄，即疔疮迅速走散于血分，出现高热、神昏等症。蛇头疔初起或痒或麻，逐渐疼痛加剧色红或紫暗，化脓时则红肿明显，疼痛颇剧，影响睡眠。

疗法一

【组成】葱白、蜂蜜各适量。

【制配】将葱白捣烂，以蜂蜜调匀，贴疔上约2小时，以微温醋汤洗去。

【主治】疔疮。

疗法二

【组成】米醋250毫升，乳香末、没药末各6克，淀粉60克，厚牛皮纸适量。

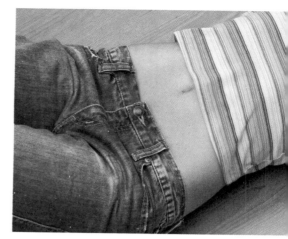

【制配】先将米醋放于砂锅内煮沸，再将乳香末、没药末放入搅匀，随搅随下淀粉，待成糊状后便倒在厚牛皮纸上涂抹，糊厚度约0.5厘米，面积要大于患部，待药糊稍凉时趁温敷患部，然后用纱布包扎固定。

【主治】疔、痈、丹毒、蜂窝组织炎等急性外科炎症。

疗法三

【组成】葱白2段，大蒜5头，红糖6克。

【制配】将葱白洗净切碎，同去皮大蒜、红糖共捣烂涂敷患处，并包裹患处，2日1次，3～5日即愈。葱、蒜用1味亦可。

【主治】蛇头疔。

疗法四

【组成】葱白3段，白矾3克。

【制配】将葱白洗净、同白矾共捣烂做丸，开水送服，使汗出。

【主治】一切疔疮，全身发冷发热。

疗法五

【组成】独头蒜2个，麻油适量。

【制配】把独头蒜磨碎，麻油少许调匀，厚厚地贴于患处，干则换，以愈为度。

【主治】疔疮。

疗法六

【组成】完整辣椒1个，大蒜2头，桐油适量。

【制配】将去皮捣成泥状的大蒜和桐油倒入去蒂和子的辣椒内，套在患指上，适当固定椒皮囊口使桐油不外溢，如椒皮干可涂少量桐油，以保持湿润，疗程4～8天。

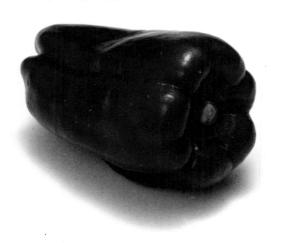

【主治】蛇头疔。

疗法七

【组成】食醋40毫升。

【制配】将醋放杯中炖热，将患指浸在醋中10分钟左右取出，每日浸泡数次。

【主治】蛇头疔初起。

疗法八

【组成】蒜、醋各适量。

【制配】蒜捣成糊状，纱布包之拧汁，加等量醋，置锅中小火煎成膏状敷患处，每日换1次，5～7日为1疗程。疔疮化脓与否都可以用。

【主治】疔疮。

疗法九

【组成】葱白、蜂蜜各适量。

【制配】葱白捣烂，加蜂蜜调膏状，涂于患处四周。

【主治】鱼脐疔。

褥疮

褥疮是一种压迫性溃疡，多发生在瘫痪患者或长期卧床患者身上，且多发生在患者的背部、尾骶骨及足跟等受压较重的骨突出部位，症见受压皮肤苍白、灰白，继而出现暗红斑片，境界清楚，中央色深，发展迅速，或在红斑上发生水疱，如若处理不及时，便发展成溃疡，创面蔓延扩大，深至肌内骨骼。溃疡上可见灰色假膜坏死，不易愈合，脓液稀薄臭秽，患者剧痛。

疗法一

【组成】生姜、茶油各适量。

【制配】先制成如下两种制品备用：①茶油浸泡姜片：将生姜洗净晾干，切成1毫米薄片，入油没过姜片，连浸8～12小时。②姜泥茶油糊：将生姜洗净捣成烂泥状，与茶油调和成糊，搁置8小时以上。

【主治】褥疮。

疗法二

【组成】干姜粉10克（高压灭菌），生姜自然汁（高压灭菌）40毫升，新鲜蛋清60毫升，生理盐水400毫升。

【制配】将干姜粉、新鲜姜汁、生蛋清和生理盐水和好搅匀，用纱布敷料在配好的溶液里浸泡，取出敷于创面，隔2～4日换药1次，或连续湿敷亦可，10天为1疗程。疮深脓多者，则清除腐烂组织后再敷药，或用溶液冲洗创面。

【主治】褥疮。

疗法三

【组成】鸡蛋数个。

【制配】将鸡蛋入锅加水煮熟后，迅速放入凉水中，凉透后去外壳，取鸡蛋清外表的薄膜贴在患处。

【主治】褥疮。

臁疮

臁疮是指生于小腿的下1/3内侧胫骨部位的溃疡，初起痒痛，抓破则感染，流水流脓，严重者累及胫骨，久不愈合或虽然有时会愈合，但却容易复发。这种病相当于西医的慢性下肢溃疡。

疗法一

【组成】鸡蛋7个，米醋适量。

【制配】米醋泡鸡蛋7昼夜，倒掉醋用鸡蛋擦涂患处，每日3次，以愈为度。

【主治】臁疮。

疗法二

【组成】绿豆、醋各适量。

【制配】将绿豆用文火炒黑，研细末，用适量醋调匀

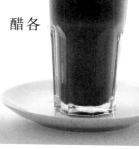

敷患处，每3天换药1次，现调现敷。

【主治】臁疮。

▸ 疗法三

【组成】花椒水、蛋油各适量。

【制配】将疮用花椒水洗净，再用蛋油抹在黄疮上，每日抹3次。

【主治】臁疮。

▸ 疗法四

【组成】鲜螃蟹3只，鸡蛋黄3个。

【制配】将鲜螃蟹处理干净后同3个鸡蛋黄共捣泥敷患处。

【主治】臁疮。

▸ 疗法五

【组成】陈久鳖甲、老醋各适量。

【制配】将鳖甲煅枯，研成细末，老醋调匀敷患处，再以稻草烧火外烘，候毒水流尽，其药即凝于疮上，待其自行脱落，1次即愈。

【主治】臁疮久不愈合。

▸ 疗法六

【组成】鸡蛋清、蒸馏水各40毫升，生理盐水420毫升。

【制配】将鸡蛋清、生理盐水、蒸馏水放在一起和匀，用6～8层纱布或5毫米的脱脂棉浸溶液，取出敷

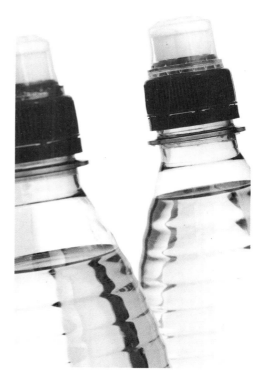

于患处，每隔1～2小时更换1次或连续湿敷。

【主治】臁疮。

▸ 疗法七

【组成】大个活蚯蚓30～50条，大蒜50克。

【制配】以凉水洗净活蚯蚓，放入杯内任其吐出泥土，2～3小时后，再用水洗净放于洁净的玻璃杯内，然后撒白糖15克，放在冷暗处，经12～15小时，蚯蚓体内水分全部渗出与糖溶化，慢慢变成一种淡黄色黏液，然后扔掉蚯蚓，将溶液过滤消毒，

放于冷暗处或冰箱内，以防腐臭。用时先用大蒜煎水擦净患部，然后按创面大小剪纱布放入蚯蚓液内浸透，以消毒镊子将其敷于创面，同时外敷消毒纱布 5 ~ 6 层，用绷带固定，每日或隔日 1 次，20 ~ 30 天为 1 疗程。

【主治】臁疮。

疗法八

【组成】大蒜、大头菜籽各适量。

【制配】先将大头菜籽研成细末，然后将大蒜去皮捣泥，混合后敷患处，用纱布包扎，每天更换 2 次，连用数天。

【主治】臁疮。

疗法九

【组成】连须葱白 60 克。

【制配】将连须葱白用冷开水洗净，捣烂与热糯米饭拌匀涂抹患处。

【主治】臁疮。

疗法十

【组成】油炸馓子、葱白各适量。

【制配】将油炸馓子和葱白共捣如泥敷患处。

【主治】臁疮。

疗法十一

【组成】大蒜、麻油各适量。

【制配】将大蒜置火中烧成炭研末，用麻油调成糊状，敷患处。

【主治】臁疮。

痔疮

痔疮是人体直肠下端黏膜下，或肛管皮下静脉丛发生屈曲、扩张所形成的柔软的静脉团，又名痔核、痔病、痔疾等。其发病率甚高，有"十人九痔"之说。依其发病部位的不同，临床可分为内痔、外痔、混合痔。其主要症状为：内痔见便血、脱出、分泌黏液、疼痛、便秘、贫血等；外痔见肛门不洁、肿胀、疼痛、肛门瘀血等；混合痔则兼而有之。

疗法一

【组成】葱白、葱须各适量。

【制配】用葱白、葱须煮浓汤，置盆中坐浴。

【主治】痔痛。

疗法二

【组成】葱、蜂蜜、木鳖子汤各适量。

【制配】取葱放入蜂蜜调匀，先以木鳖子汤熏洗，然后敷药。

【主治】外痔及疮痛。

疗法三

【组成】蒸馏水、食醋各 500 毫升。

【制配】混匀，装瓶封口，高压灭菌 30 分钟。患者侧卧位灌汤 20 ~ 30 毫升，徐徐注入肠腔，并嘱休息 10 分钟，每日 1 次，连用 2 ~ 3 次，出血便止。

【主治】痔疮出血。

疗法四

【组成】干大蒜梗 20 根。

【制配】用大蒜根煎汤，温热熏

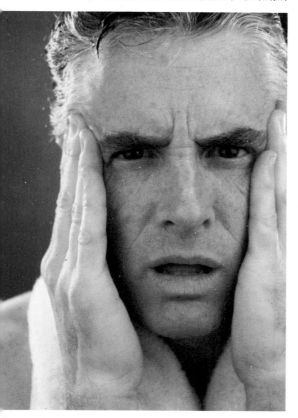

洗并坐浴。

【主治】痔疮。

疗法五

【组成】紫皮独头蒜 10 个，大椒 60 粒，豆豉 120 克。

【制配】将紫皮独头蒜去皮，同大椒、豆豉共捣烂，做丸如弹子大，空腹嚼 1 丸，盐汤送服，每日 3 次。

【主治】痔漏下血不止。

疗法六

【组成】带皮生姜、明矾末各适量。

【制配】将明矾末涂在带皮切好的生姜上炙焦，研细末贴于痔疮突出之处。

【主治】痔漏。

疗法七

【组成】大蒜心 30 克，棉花籽 120 克。

【制配】将大蒜心和棉花籽入锅煎汤趁热倒盆中，令患者坐盆先熏后洗。

【主治】内外痔。

疗法八

【组成】大蒜适量。

【制配】将大蒜置火上烤熟捣烂，

用消毒纱布包起来，作局部热敷。

【主治】痔疮。

疗法九

【组成】陈蒜辫子60克，独头蒜4～5个。

【制配】将独头蒜去皮，同陈蒜辫子入锅以两碗水煎之，先熏后洗患处。

【主治】外痔。

疗法十

【组成】大蒜适量。

【制配】将大蒜捣烂取汁，洗澡时在盆内滴入3瓣大蒜的汁再加适量温水，浸洗肛门及其附近，同时在浴后用2～3倍稀释的大蒜汁浸消毒棉涂肛门及其附近。

【主治】痔疮。

跌打损伤

跌打损伤包括伤筋和内伤，中医"伤筋"一病范畴较广，包括皮、肉、筋等部位的损伤，与现代医学中的软组织损伤及部分周围神经组织损伤相类似。内伤是指人体遭受外力作用所造成的气血、经络、脏腑损伤的总称。

疗法一

【组成】姜汁、酒各适量。

【制配】将姜汁和酒混合调面敷之。

【主治】跌打损伤。

疗法二

【组成】葱白适量。

【制配】将葱白用火煨，取热葱及葱涕敷患处。

【主治】跌打损伤。

疗法三

【组成】新鲜大蒜数瓣。

【制配】将大蒜去皮捣烂取汁涂

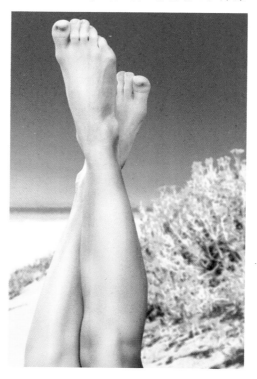

患处，或将大蒜切开，以切面擦患处。

【主治】跌打损伤。

疗法四

【组成】葱、姜各适量。

【制配】将葱、姜洗净共捣烂炒热敷于患处。

【主治】跌打损伤。

疗法五

【组成】老生姜1块。

【制配】将生姜嚼烂后敷患处。

【主治】跌打损伤。

疗法六

【组成】葱白适量。

【制配】将葱白洗净捣烂入锅炒热，敷于患处，冷再换热。

【主治】跌打损伤。

疗法七

【组成】绿豆、醋各适量。

【制配】绿豆研末，醋调敷患处。

【主治】跌打损伤。

疗法八

【组成】新葱、糖各适量。

【制配】取新葱入糖，在火灰内煨热，趁热剥开，取热葱及其葱涕置伤处，痛即止。

【主治】跌打损伤。

疗法九

【组成】鸡蛋清适量。

【制配】将鸡蛋清搅匀敷患处，可止痛消炎防化脓。

【主治】外伤肿胀。

疗法十

【组成】醋适量。

【制配】将醋加热外擦患处，每日3次。

【主治】跌打损伤，瘀肿。

挫、擦、扭伤

挫伤，是指身体因碰撞、挤压而出现青紫色的瘀血斑。擦伤，是指皮肤表面被粗糙物擦破，最常见的是手掌、肘部、膝盖、小腿的皮肤。扭伤，是关节在外力作用下发生超常范围的活动，造成关节内外侧副韧带损伤。扭伤后，轻者韧带部分纤维断裂，重则韧带纤维完全断裂，并引起关节脱位或半脱位。这类伤害在运动中较为常见。

疗法一

【组成】大蒜瓣内衣（膜）适量。

【制配】将大蒜膜贴创口可防感

染，并加快愈合。

【主治】划伤、擦伤（小伤口）。

疗法二

【组成】带根韭菜1把，醋适量。

【制配】将韭菜洗净捣烂如泥，炒热加醋少许，热贴伤处，用布扎紧，次日换1次。

【主治】手足关节挫伤。

疗法三

【组成】热醋适量。

【制配】将热醋涂患处，每日3次。

【主治】瘀血红肿（未破未伤筋骨）。

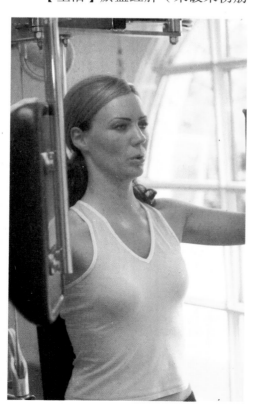

骨）。

疗法四

【组成】醋适量。

【制配】将醋涂之有良效。

【主治】外伤轻出血。

疗法五

【组成】浓茶水适量。

【制配】用泡好的浓茶水洗涤伤口，可消炎杀菌。

【主治】皮肤擦伤。

疗法六

【组成】葱适量。

【制配】将折断葱中的涕涂破损处或将葱叶捣烂敷患处。

【主治】跌打损伤、刀伤出血。

疗法七

【组成】生姜汁、轻粉末各适量。

【制配】将生姜汁、轻粉末调敷患处，可无瘢痕。

【主治】擦破及抓破面皮。

疗法八

【组成】干茶渣适量。

【制配】将干茶渣焙至微焦，撒敷于小伤口上。

【主治】外伤小伤口出血。

疗法九

【组成】生姜、艾炷各适量。

【制配】将生姜切成大片，用细针穿多孔，置于痛点，放艾炷灸 4~6 壮，灸毕再以手揉患处。

【主治】急性腰扭伤，气滞络阻疼痛。

疗法十

【组成】生姜 1 块，食盐 1 匙。

【制配】将生姜洗净捣烂，取姜汁，加食盐 1 匙与姜渣拌匀，敷患处，包扎固定，每日换药 1 次。生姜的用量以足够敷受伤面积为度。

【主治】急性扭伤。

烫伤、烧伤、晒伤

烫伤、烧伤是因热水、蒸气、火焰等热源灼伤身体表面而造成的损伤，严重者应及时送医院救治，一般可选下列各方治疗。

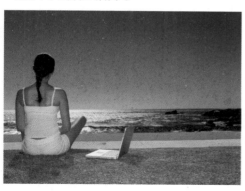

疗法一

【组成】蛋清适量。

【制配】先清洗消毒烫伤处，有水疱者须抽尽疱内液体，然后取蛋清外敷，每日换药 1 次。

【主治】轻度烫伤。

疗法二

【组成】米醋适量。

【制配】用米醋擦洗患处，可止痛、防起疱、防感染。

【主治】轻度烫伤。

疗法三

【组成】鲜生姜适量。

【制配】将生姜洗净擦干捣烂，以纱布取姜汁，同时以消毒棉蘸姜汁涂于患处，或用姜汁纱布湿敷于患处。

【主治】灼伤。

疗法四

【组成】大黄末、醋各适量。

【制配】将大黄末和醋调匀敷患处。

【主治】烫伤、烧伤，红肿灼痛起疱。

疗法五

【组成】鸡蛋膜适量。

【制配】用适量鸡蛋膜覆盖伤处。

【主治】烫伤、烧伤面积较小者（粥烫伤慎用）。

疗法六

【组成】鸡蛋黄数个。

【制配】将搅匀的鸡蛋黄放入小铁勺内煎熟，再以小火熬出油，以油涂抹患处，每日 2 ~ 3 次。

【主治】烫伤。

疗法七

【组成】鸡蛋清、茶油各适量。

【制配】鸡蛋清调茶油，涂患处。

【主治】烧伤、烫伤。

疗法八

【组成】鸡蛋 1 个，白酒 15 克。

【制配】用鸡蛋清与酒调匀，敷患处，每日 3 ~ 4 次。

【主治】烧伤、烫伤。

疗法九

【组成】5% 食醋溶液适量。

【制配】用醋溶液浸洗烧伤部位，可获良好效果，洗后患处灼热刺痛颜面部潮红等症状立即消除，如已形成腐蚀性溃疡者，亦可自行结痂愈合。

【主治】石灰烧伤。

疗法十

【组成】白酒 15 毫升，大蒜 2 头，鸡蛋清适量。

【制配】将大蒜捣泥与白酒、蛋清调匀，涂于患处。

【主治】烧伤、烫伤。

疗法十一

【组成】浓茶叶、苹果汁或醋各适量。

【制配】浓茶汁涂患处或浓茶汁

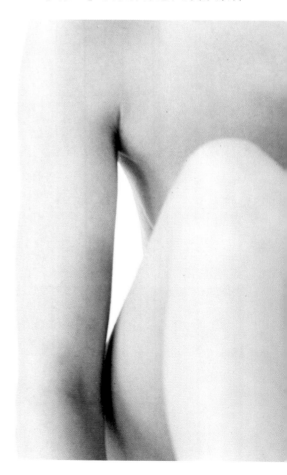

加水洗澡泡洗患处，洗后外涂苹果汁或醋。

【主治】皮肤晒伤。

疗法十二

【组成】细盐适量。

【制配】用手指蘸细盐末，揉搓伤处，可使半脱皮顺利脱落（应在红肿消失之后进行）。

【主治】皮肤晒伤。

疗法十三

【组成】黑醋 250 毫升，五倍子 100 克，蜈蚣 1 条，蜂蜜 18 克。

【制配】将黑醋、五倍子、蜈蚣、蜂蜜混合搅匀，敷瘢痕处，用黑布包扎，4 天换药 1 次，至瘢平症消，能活动为止。

【主治】烧伤瘢痕。

疗法十四

【组成】绿茶 1 克，甘草 5 克。

【制配】将甘草加水 500 毫升，煎沸 5 分钟后加绿茶，分 3 次温饮，每日 1 剂。

【主治】皮肤晒伤。

疗法十五

【组成】废茶渣、茶油各适量。

【制配】将废茶渣焙干微焦，研

细末，调茶油为稀糊，涂擦于患处。

【主治】烫伤、烧伤。

疗法十六

【组成】茶叶 5 克。

【制配】将茶叶用水煮成浓汁，快速冷却，浸泡伤处或喷洒于创面，能止痛、防渗、促结痂。

【主治】烧伤、烫伤。

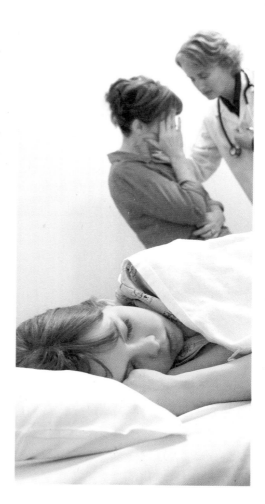

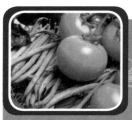

传染性疾病良方

由于传染性疾病发病急、传变快、传染性强，曾被称为可怕的"瘟疫"，夺走了无数生命。但是，随着医疗技术的不断发展，人们已经积累了许多的抗病经验。

流行性腮腺炎

流行性腮腺炎是由腮腺炎病毒引起的一种急性呼吸道传染病，表现为发热，一侧或双侧腮腺肿大，以耳垂为中心，界限不清，表面灼热而不红，触之柔韧，有压痛，张口、咀嚼、吃酸物时疼痛加重，中医称"痄腮"。

疗法一

【组成】大蒜 50 克，醋少许。

【制配】将大蒜去皮捣泥，加醋少许调匀敷患处。

【主治】腮腺炎。

疗法二

【组成】大蒜 50 克，面粉、醋各少许。

【制配】将大蒜去皮捣烂成泥，以醋调少量面粉与蒜泥混匀，敷于肿大之处，每日 1 次。

【主治】腮腺炎。

疗法三

【组成】大蒜 50 克，绿豆 120 克，黄豆 60 克，白糖 30 克。

【制配】将绿豆、黄豆淘净，加水煮至豆烂，加入大蒜再煮片刻，加白糖搅匀食用。分 2 ~ 3 次用完，连服数剂。

【主治】热毒蕴结型腮腺炎。

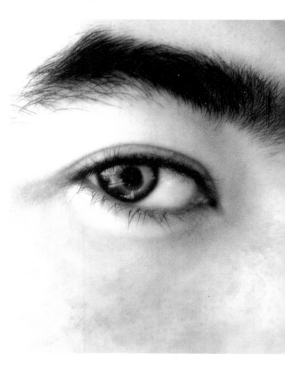

疗法四

【组成】大葱 3 根。

【制配】将大葱洗净切碎捣烂，外敷患处。

【主治】腮腺炎。

疗法五

【组成】醋、赤小豆粉各适量。

【制配】醋调赤小豆粉敷患处。

【主治】腮腺炎。

疗法六

【组成】大蒜、赤小豆、马齿苋各适量。

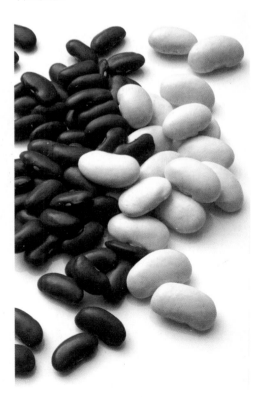

【制配】将大蒜去皮，同赤小豆、马齿苋研成末，用醋调和涂患处。

【主治】腮腺炎。

疗法七

【组成】全鲜棵鲜蒲公英 1 把，醋 15 ～ 20 毫升。

【制配】将鲜蒲公英洗净捣烂，加醋 15 ～ 20 毫升，调匀敷患处，干后取下再换。

【主治】腮腺炎。

疗法八

【组成】纱布 1 块，米醋适量。

【制配】用纱布浸泡米醋贴敷患处，每日数次。

【主治】腮腺炎。

疗法九

【组成】老石灰、醋各适量。

【制配】将老石灰炒 7 次，用醋调敷肿处。

【主治】腮腺炎。

疗法十

【组成】鸡蛋清 1 份，绿豆适量。

【制配】将绿豆研末调鸡蛋清敷患处，每日 3 次，5 天为 1 疗程。

【主治】腮腺炎。

白喉

白喉是由白喉杆菌引起的严重急性传染病，以咽部、扁桃体喉部、鼻部等出现白色伪膜及由毒素引起的全身中毒症状为特征。伪膜粘连不易剥离，强行拭去可见出血。

疗法一

【组成】大蒜1头，75%酒精适量。

【制配】将大蒜去皮，放在酒精内浸3～5分钟，放入消毒器皿中捣

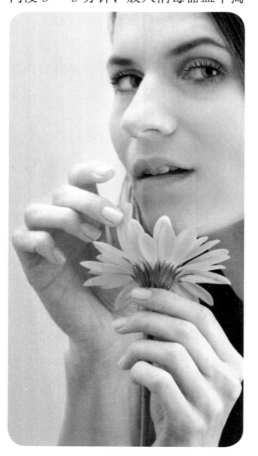

烂如泥，取2厘米见方消毒纱布，涂药泥1～2克，贴于患者双手合谷穴，胶布固定，经4～6小时局部可有瘙痒及灼热感，8～10小时出现水疱，用消毒针刺破，用药棉吸水后涂以龙胆紫液，纱布包扎。一般敷药8小时后，症状减轻。

【主治】白喉。

疗法二

【组成】独头蒜1个，红糖适量。

【制配】将独头蒜去皮捣烂，加红糖调味，温开水冲服，每天1剂，连服4～5天。

【主治】白喉。

疗法三

【组成】鲜益母草、米醋各适量。

【制配】将鲜益母草捣烂取汁，加适量米醋调匀，涂患处，每1～2小时涂1次。

【主治】白喉。

疗法四

【组成】蛇胆汁、姜汁、蒜汁各适量。

【制配】蛇胆汁加少量姜汁调匀，再加蒜汁，每日3次滴咽喉，连用1周。

【主治】白喉。

肝炎

通常说的肝炎是指由肝炎病毒所引起的传染性肝炎，或称病毒性肝炎。急性肝炎表现为食欲减退、恶心呕吐、疲乏无力、大便失常、肋痛等，出现黄疸者则称黄疸性肝炎。慢性肝炎多由急性肝炎未治愈或反复发作而成。除有上述症状外，还可出现腹胀、腹水等。

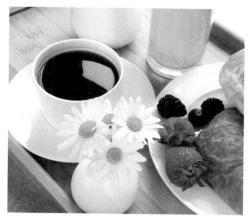

疗法一

【组成】茶叶 15 克，板蓝根、大青叶各 30 克。

【制配】将茶叶、板蓝根、大青叶入锅水煎服，日服 2 次，连服 15 天。

【主治】急性肝炎。

疗法二

【组成】茶叶 5 克，白菜根（去根须）10 克。

【制配】将白菜根同茶叶入锅水煎服，每日 1 次。

【主治】急性肝炎。

疗法三

【组成】大蒜、鲜茵陈、生姜各适量。

【制配】将大蒜、鲜茵陈、生姜洗净捣烂取汁，每次口服 10 ~ 15 毫升，每日 2 ~ 3 次。

【主治】急性肝炎，症见发热口渴，身目呈橘黄色，小便黄如浓茶汁，食欲减退，恶心呕吐，大便秘结，腹胀肋痛，苔黄腻，脉弦数。

疗法四

【组成】大蒜 30 克，肉鸽（150克）1 只。

【制配】宰鸽去毛、内脏，洗净入碗，加大蒜、料酒、盐水，上笼蒸熟，食肉饮汤。

【主治】慢性肝炎。

疗法五

【组成】大蒜 50 克，绿豆汤、白糖各适量。

【制配】将大蒜去皮捣烂如泥，用绿豆汤加白糖适量，冷却后冲服，每日 2 次。

【主治】慢性肝炎。

疗法六

【组成】绿茶适量。

【制配】将绿茶研末为丸（或装胶囊），每次服9克，每日3次。

【主治】肝炎。

疗法七

【组成】绿茶1克，切片甘蔗300克。

【制配】将甘蔗片加水500毫升，煮沸15分钟，去渣趁热加入绿茶即可，每次100毫升温服，4小时服1次。

【主治】慢性肝炎。

疗法八

【组成】醋500毫升，红糖、红枣各500克，明矾粉30克。

【制配】将红枣加800毫升清水煮熟至汤尽，去皮核，留枣肉泥，加红糖、醋、明矾，共煮成汁，贮瓶备用，每日3次口服，每次10毫升。

【主治】黄疸性肝炎。

疗法九

【组成】食醋、维生素B各适量。

【制配】每日3次口服食醋，每次10～15毫升，再加维生素B等保肝药，连用15天，疗效颇佳。

【主治】急性黄疸性肝炎。

疗法十

【组成】米醋1000毫升，鲜猪肉500克，红糖、白糖各200克。

【制配】将米醋、鲜猪肉、红糖、白糖入锅共煮20分钟过滤，内服，每日3次，每次30～40毫升，30天为1疗程。

【主治】肝炎。

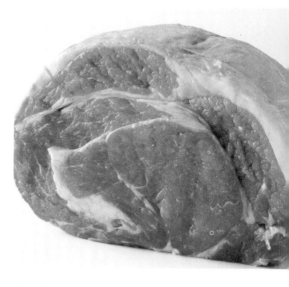

蛔虫病

蛔虫病是由蛔虫引起的一种常见肠道寄生虫病。虫似蚯蚓，乳白色，虫卵随粪便排出体外，污染食物，经口感染发病，小儿多发。有脐周不定部位腹痛，多突然发生，片刻后又多能自行缓解，有夜间磨牙、偏食、易饥饿等表现。

疗法一

【组成】食醋 30 毫升。

【制配】将食醋煮热温服，6 小时 1 次，连服 2 天。

【主治】蛔虫病。

疗法二

【组成】鲜葱白、麻油各 30 克。

【制配】将葱白洗净捣烂取汁，用麻油 30 克调匀，空腹 1 次服下（小儿酌减），每日 2 次，一般服 1 ~ 7 次后缓解。

【主治】蛔虫性急腹痛。

疗法三

【组成】大蒜 90 克。

【制配】将大蒜捣烂取汁顿服，每次适量，连服几日。

【主治】蛔虫病。

疗法四

【组成】葱白 5 根，花生油 30 毫升。

【制配】将花生油煎沸，葱白捣烂，调匀内服。

【主治】蛔虫性梗阻。

疗法五

【组成】鲜姜 30 克。

【制配】将鲜姜捣烂取汁，加水

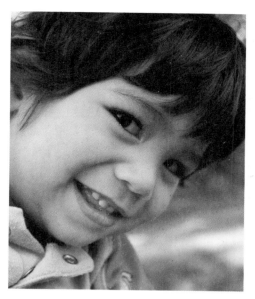

20 毫升冲服，4 小时后再服 1 次，效微可 1 小时后再服。

【主治】胆道蛔虫病。

疗法六

【组成】大葱 30 克，菜油 15 克。

【制配】把油锅置于旺火上，待菜油冒烟后，倒入葱段，爆炒即成，不加任何调料，每晨空腹 1 次吃完，连吃 3 天，服后 2 小时再进食，能驱蛔止痛；或 250 克大葱洗净，1 次生吃。

【主治】小儿蛔虫病。

疗法七

【组成】陈醋泡大蒜汁 2 ~ 3 碗。

【制配】多食大蒜，或大蒜冲汁和醋混合，1 次服 2 ~ 3 碗。

【主治】肠道寄生虫病。

疗法八

【组成】茶叶 3 克，陈醋 1 毫升。

【制配】沸水泡茶 5 分钟，滤取茶汁加陈醋，每天饮 3 次。

【主治】小儿蛔虫性腹痛。

疗法九

【组成】大蒜、白杨树皮各 30 克。

【制配】将大蒜、白杨树皮共捣烂包脐眼。

【主治】小儿蛔虫病。

疗法十

【组成】葱白数根，白蜜 30 克。

【制配】将葱白和白蜜共捣烂摊于布上，贴脐周痛处，用温熨斗熨。

【主治】小儿虫症，腹大黄瘦。

痢疾

痢疾是由痢疾杆菌所引起的肠道传染病的总称，包括细菌性痢疾、阿米巴痢疾以及某些肠道疾患。中医称为肠癖、滞下，因症状不同分为赤痢、白痢、赤白痢、噤口痢、休息痢等。该病从口中进入，在肠中发展，引起结肠炎，溃疡和出血等。初起时多属湿热积滞，久痢多属虚寒。古人治痢有"四忌"：一忌温补，宜清肠热导滞气行瘀血；二忌大下，宜疏通；三忌发汗耗正气；四忌分利。

疗法一

【组成】生大蒜 10 头，糖、盐各适量。

【制配】将生大蒜去皮洗净，捣烂如泥，加适量糖、盐调匀，分 3 ~ 4 次服，连服 3 天，并可酌量服用糖醋大蒜。

【主治】痢疾、肠炎、泄泻。

疗法二

【组成】洋葱 7 个，白糖 50 克。

【制配】将洋葱洗净切好，同白糖入锅，加粳米煮粥。

【主治】痢疾。

疗法三

【组成】独头蒜 1 个，热面条 1 碗。

【制配】将独头蒜去皮捣如泥后

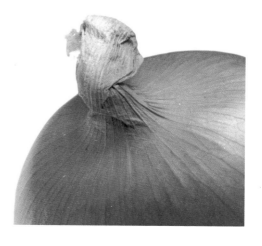

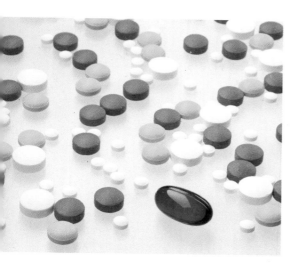

拌热面条服下，每日 1 ~ 2 次；亦可用油条蘸蒜泥食用。

【主治】痢疾。

疗法四

【组成】生姜 9 克，鸡蛋 1 个。

【制配】将生姜捣碎，打入鸡蛋和匀蒸熟，空腹顿服，每日 2 次。

【主治】痢疾初起兼有恶寒发热。

疗法五

【组成】茶叶 2 克，水一碗。

【制配】将茶煎浓服下，每日 3 次。

【主治】痢疾、腹泻。

疗法六

【组成】浓茶一杯，醋小半杯。

【制配】将浓茶和醋混合 1 次服下，每日服 2 ~ 3 次。

【主治】痢疾。

疗法七

【组成】绿茶 15 克，鸡蛋 2 个。

【制配】将绿茶和鸡蛋入锅加 300 毫升水同煮至蛋熟，蛋去壳再煎至水干，吃蛋，不拘时。

【主治】痢疾。

疗法八

【组成】2% 温盐水、10% 大蒜液各适量。

【制配】先以温盐水灌肠，再以大蒜液 100 ~ 200 毫升保留灌肠。

【主治】痢疾。

疗法九

【组成】生姜 45 克，红糖 30 克。

【制配】将生姜和红糖共捣为糊，每日 3 次分服，7 日为 1 疗程。

【主治】细菌性痢疾。

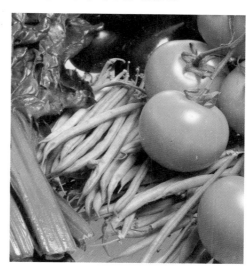

疗法十

【组成】茶叶、生姜各等份。

【制配】清水冲泡茶叶和生姜代茶频饮。

【主治】轻症痢疾。

湿疹

湿疹是一种常见的过敏性、炎症性皮肤病,其特征是多形性皮疹,易渗出,自觉瘙痒,对称分布,反复发作。

疗法一

【组成】蛋黄油适量。

【制配】将蛋黄油涂抹患部,每日1次,一般连用3~5天便可治愈。

【主治】皮肤和阴囊湿疹。

疗法二

【组成】食盐6克,明矾15克。

【制配】将食盐和明矾用开水冲化,洗患处。

【主治】湿疹。

疗法三

【组成】黄连末10克,鸡蛋清适量。

【制配】用鸡蛋清调黄连末成糊状敷患处。

【主治】湿疹。

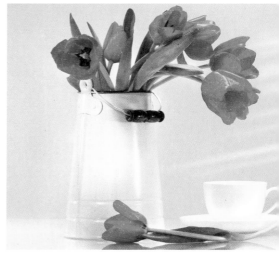

疗法四

【组成】葱白、盐各适量。

【制配】将葱白洗净,同盐共捣如泥敷患处。

【主治】阴囊湿疹肿痛瘙痒。

疗法五

【组成】蒜瓣适量。

【制配】将蒜瓣入锅煎水熏洗患处。

【主治】阴部湿疹。

疗法六

【组成】大蒜(带皮梗)适量。

【制配】将大蒜洗净,放锅内加半锅水煮开待温,浸洗患处;或将患部浸泡10分钟,每晚1次,约1个月即可痊愈。

【主治】湿疹。

疗法七

【组成】黄柏6克，丹皮炭、陈皮炭各3克，冰片15克，蛋黄、油各适量。

【制配】将黄柏、丹皮炭、陈皮炭、冰片研细末，用蛋黄、油调成糊状，涂患处，每日3次。

【主治】湿疹。

疗法八

【组成】鲜生姜切片适量。

【制配】以生姜的切面涂擦痒处，姜汁用尽，再换新姜继续擦，直至奇痒缓解，如又痒可再擦，一般擦数次即止痒。

【主治】皮肤过敏、湿疹、毒虫叮咬所致皮肤奇痒。

疗法九

【组成】乌梢蛇1条，猪脂、盐、姜各少许。

【制配】将乌梢蛇切片煮汤，加猪脂、盐、姜少许调味，饮汤吃肉。

【主治】湿疹及风湿痹痛症。

痱子

痱子是暑湿蕴蒸皮肤，汗泄不畅所致，与西医红色粟粒相似，炎热夏天发病突然，在皮肤汗孔出现针尖般红色小粟，速即变成小水疱或小脓疱，好发于前额、颈部、肘窝、乳下、躯干等处，自觉瘙痒刺痛，因瘙痒抓破便可继发脓疱和暑疖等症。

疗法一

【组成】大蒜、西瓜皮、白糖各适量。

【制配】大蒜、西瓜皮煎汤，加白糖少许，代茶饮，每天数次。

【主治】痱子。

疗法二

【组成】大蒜、红萝卜、清水马蹄各适量。

【制配】将大蒜、红萝卜、清水马蹄煎汤代茶饮，每日数次。

【主治】痱子。

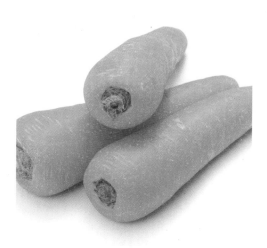

疗法三

【组成】大蒜、绿豆、黑豆、赤小豆各等量。

【制配】将大蒜、绿豆、黑豆、赤小豆入锅共煮汤，每日代茶饮。

【主治】痱子。

疗法四

【组成】冬瓜500克，大蒜100克。

【制配】将冬瓜、大蒜入锅煎汤150毫升，每日分3次服。

【主治】痱子。

疗法五

【组成】绿茶25克，苦参150克，明矾50克。

【制配】将绿茶、苦参、明矾共研末，加水1500毫升煮沸10分钟，清洗患处。每日1剂，洗后药液第2次可煮沸15分钟再洗。

【主治】痱子。

痤疮

痤疮俗称粉刺，多发于青春期男女，好发于面、胸、背等皮脂腺丰富的部位，形成丘疹、粉刺、脓疱、结节或囊肿等损害，自觉微痒，感染时可有疼痛等。

疗法一

【组成】大蒜、蜂蜜各适量。

【制配】将蜂蜜倒入装有去皮大蒜的广口瓶中（2～3天），再将瓶移至暖和的窗台上放15～30天，直至大蒜已变为暗色，蒜味被蜜所吸收，每日2次内服，每次10毫升。

【主治】面部痤疮。

疗法二

【组成】大黄、硫黄各等份，茶叶适量。

【制配】将大黄、硫黄研细末，茶水调搽。

【主治】痤疮。

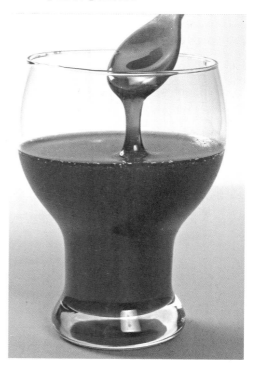

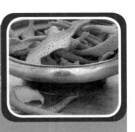

所谓五官科疾病，无疑就是发生在"耳、眉、眼、鼻、口"五种人体器官的疾病，这类疾病必须及时治疗，否则会严重影响我们的正常生活。

五官科疾病良方

结膜炎

结膜炎又称红眼病，中医称其为天行赤眼，症见患眼白睛红赤或见白睛点片状溢血，涩痒交作，怕热羞明。现代医学称作急性传染性结膜炎。

● 疗法一

【组成】木耳 25 克，绿茶叶 10 克，鸡蛋 2 个。

【制配】将木耳洗净同绿茶叶、鸡蛋入锅加水两碗煮成一碗，1 次服完，喝汤吃木耳、鸡蛋。

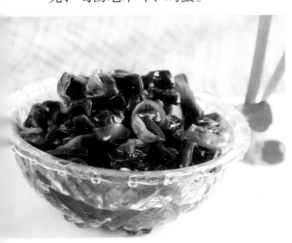

【主治】红眼病，眼痛灼热、红肿流泪、刺痛畏光。

● 疗法二

【组成】盐少许，浓茶汁适量。

【制配】将浓茶汁和盐调匀洗患眼；或者用水冲泡盐水 7 分钟，每日饮 4 ~ 6 次。

【主治】结膜炎，眼部充血。

● 疗法三

【组成】韭菜根、橘叶各适量。

【制配】用橘叶裹韭菜根，男左女右塞鼻孔中，一夜见效。

【主治】结膜炎、眼充血红肿。

● 疗法四

【组成】鸡蛋数个，茶叶适量。

【制配】将茶叶和鸡蛋一同入锅煮，每日 3 次，每次吃 2 个茶蛋，连用 3 ~ 5 天。

【主治】急性结膜炎。

疗法五

【组成】生姜适量。

【制配】将生姜洗净切成薄片，贴于眼四周皮肤上，用胶布固定。

【主治】结膜炎。

疗法六

【组成】干姜末适量。

【制配】将干姜末用水调匀贴脚心。

【主治】结膜炎。

疗法七

【组成】盐适量。

【制配】每日用淡盐水洗眼数次，或用纱布浸盐水敷患眼。

【主治】结膜炎。

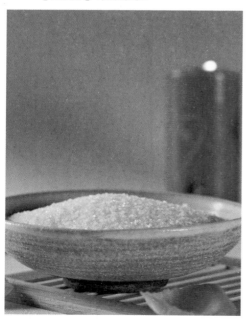

疗法八

【组成】茶叶 25 克。

【制配】将茶叶入锅煎汁洗眼。

【主治】溃疡性睑缘炎（烂眼边）。

头目疼痛

医学上把眉弓、耳轮上缘和枕外隆突连线以上部位的疼痛统称头痛。头痛的病因有很多，神经痛、脑血管疾病以及急性感染、中毒等都会导致头痛。目痛多因感染性、外伤性等多种病因引发，并多伴有其他症状，如角膜病变的疼痛是磨痛，同时伴有刺激症状；角膜病变的疼痛是磨痛，伴同侧偏头痛等。

疗法一

【组成】葱叶适量。

【制配】把葱叶插入鼻内深处及耳内，气通则痛止，且清爽。

【主治】头目疼痛。

疗法二

【组成】葱子 250 克。

【制配】将葱子研细末，加 1 升水，每次取 50 克煎至 300 毫升，去渣用来煮粥，食之明目。

【主治】目痛。

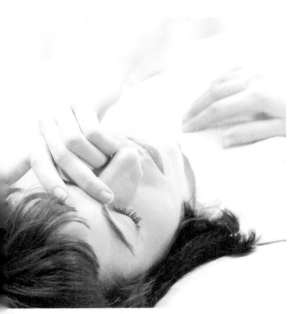

维生素 B$_2$、维生素 E 或维生素 A。

【主治】化脓性角膜炎。

• 疗法二

【组成】韭菜白根 10 克，橘叶适量。

【制配】用橘叶包裹韭菜根 1 ~ 2 层，塞鼻中，单眼塞对侧，双眼塞双侧，1 天换 2 ~ 3 次。

【主治】化脓性角膜炎。

麦粒肿

麦粒肿是化脓性细菌侵入睑腺而致的急性炎症，症见胞睑生小疖肿，形似麦粒，有压痛，易溃脓。

• 疗法一

【组成】枯明矾 2 ~ 3 克。

【制配】将枯明矾研细末，用适量鸡蛋清调匀，涂患处，每日 3 次。初治时连眼部同热敷，每次 10 ~ 15 分钟。

【主治】麦粒肿。

• 疗法二

【组成】鲜生地 20 克，醋适量。

【制配】将鲜生地洗净捣烂，取汁与等量醋调匀，擦患处，每日 3 ~ 4 次。

• 疗法三

【组成】决明子、韭菜籽各 6 克，姜汁适量。

【制配】将决明子、韭菜籽共研末，用姜汁调匀敷两侧太阳穴。

【主治】目痛。

角膜炎

角膜炎是黑眼患病，黑睛生翳，色带鹅黄，状如凝脂，中医又称凝脂翳。

• 疗法一

【组成】葱叶适量。

【制配】丝状角膜炎 5% 氯化钠（精盐）滴眼，配以口服维生素 C、

【主治】麦粒肿。对于红痛较重，并有明显目全肿者特效。

鼻塞

鼻窒塞，气不通，嗅觉减退，不闻香臭，中医称鼻渊，常见于西医的鼻窦炎。

疗法一

【组成】葱白适量。

【制配】将葱白的头部用绳捆成1把，去根后切下1寸长，用开水壶或热熨斗将葱烤热，把热葱放头顶百会穴处，并以熨斗或热水袋加热，待鼻出葱气止。

【主治】鼻塞。

疗法二

【组成】葱白适量。

【制配】将葱白捣烂取汁，晚上用淡盐水清洗鼻腔后，用棉球蘸葱汁塞鼻，左右交替塞。

【主治】鼻塞。

疗法三

【组成】生姜汁、葱汁各适量。

【制配】将生姜汁、葱汁混匀滴鼻腔内。

【主治】鼻塞。

疗法四

【组成】干姜、蜂蜜各适量。

【制配】将干姜研为细末，用蜂蜜调为膏，涂鼻中。

【主治】鼻塞。

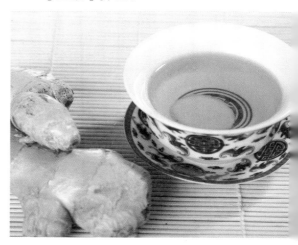

鼻疮

鼻疮又名鼻疳，是指多因风热湿邪上犯，熏蒸鼻窍肌肤所致，以鼻前庭皮肤红肿糜烂、结痂、痒痛，并反复发作为主要表现的疮疡类疾病。相当于西医学所说的鼻前庭湿疹及鼻前庭炎。

疗法一

【组成】大蒜适量。

【制配】将大蒜去皮切片贴足心，收效即止。

【主治】鼻疮。

疗法二

【组成】鸡蛋1个，米醋适量。

【制配】将鸡蛋去蛋黄留蛋清在壳内，加米醋适量，置火上微沸取下，反复3次，趁热服用。

【主治】鼻塞。

萎缩性鼻炎

萎缩性鼻炎是指鼻内干燥、发痒、鼻塞、鼻腔扩大、头痛、嗅觉失灵的鼻黏膜干燥萎缩的一种疾病，重者鼻中有腥臭味。

疗法一

【组成】甘油25毫升，大蒜适量。

【制配】将大蒜捣烂取汁25毫升，加甘油25毫升混匀置瓶中数日，每日数次滴鼻或用40%大蒜或50%大蒜甘油涂或滴鼻，每日3次，一般3～4天显效。

【主治】萎缩性鼻炎。

鼻窦炎

鼻窦炎指的是鼻窦、副鼻窦发生化脓性炎症，鼻腔内充满脓性分泌物，造成鼻塞、嗅觉失灵、头痛、记忆力减退、耳鸣、听力减退、溢泪。鼻窦炎与中医所指鼻渊颇近似。

疗法一

【组成】辛夷花15克，鸡蛋2个。

【制配】将辛夷花入砂锅，加水两碗煎取一碗，鸡蛋煮熟去壳刺小孔数个，放砂锅内，倒入辛夷花汁煮沸，同煮片刻，吃蛋喝汤。

【主治】慢性鼻窦炎、流脓涕。

疗法二

【组成】茶水1杯，盐适量。

【制配】将沏好的茶水加适量盐，待适温时，左手捧杯，右手按右鼻孔，左鼻孔吸之，挤出再吸，连续吸挤3～4次，后换洗右鼻孔。每天早晚各1次，治愈为止。

【主治】鼻窦炎。

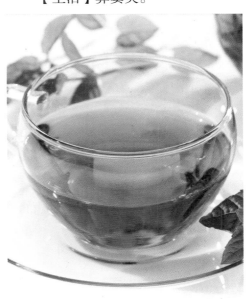

中耳炎

中耳炎是指鼻和鼻咽部有急性炎症，波及咽部和鼓室黏膜，导致听力减退、耳鸣、头沉耳痛等。

疗法一

【组成】熟鸡蛋黄2份，冰片粉1.2克。

【制配】以文火将熟鸡蛋黄熬出油，然后将蛋黄油与冰片粉和匀，擦干耳内脓水后，滴油2～5滴，每日3～4次，3～4天即可痊愈。

【主治】中耳炎。

疗法二

【组成】鸡蛋清、麻油各适量。

【制配】将鸡蛋清、麻油充分混

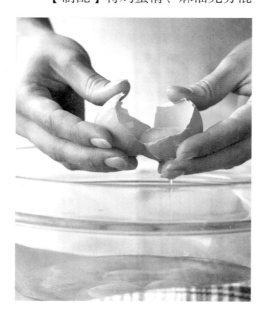

搅，用时先将耳内脓液清洗干净，再滴入鸡蛋清和麻油2～5滴，每日1次。一次可配2日量，要保持新鲜。

【主治】中耳炎。

疗法三

【组成】绿茶、菊花、槐花各3克。

【制配】将绿茶、菊花、槐花用沸水冲泡，代茶频饮。

【主治】慢性中耳炎。

疗法四

【组成】茶叶、菖蒲各3克，牡丹皮、川芎各5克。

【制配】将茶叶、菖蒲、牡丹皮、川芎用沸水冲泡，代茶频饮。

【主治】卡他性、真菌性慢性中耳炎。

咽喉肿痛

急慢性咽喉发炎、扁桃腺炎等都会有不同程度的咽喉肿痛。

疗法一

【组成】盐适量。

【制配】用淡盐开水冲茶，每早1杯，连用15天。

【主治】咽喉肿痛。

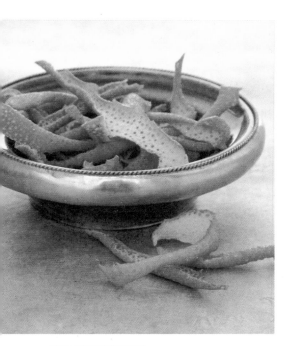

疗法五

【组成】白萝卜、姜汁各适量。

【制配】将白萝卜捣烂取汁，用时加些姜汁，频频咽服。

【主治】咽喉肿痛。

扁桃腺炎

扁桃腺炎或称扁桃体炎，相当于中医的风温乳娥，症见咽部鲜红，扁桃腺肿大，常感咽喉干，吞咽困难，咽部黏痰不易吐出，且常伴有恶寒发热、头背肢体疼痛等全身症状。

疗法一

【组成】独头蒜1个，雄黄6克，杏核壳适量。

【制配】将独头蒜去皮，同雄黄共捣成泥，以花生仁大1块敷合谷穴上，然后用杏核壳盖好，胶布固定，次日穴上起疱可刺破，涂上紫药水。

【主治】扁桃腺炎。

疗法二

【组成】大蒜汁200毫升，猪胆汁100毫升。

【制配】将大蒜汁和猪胆汁在饭前煎服，成人15毫升（18岁以下患者以年龄定药汁的剂量），每日3次。

疗法二

【组成】蒜瓣适量。

【制配】将蒜瓣削去两头塞鼻孔中，左痛塞右，右痛塞左，咽喉中血出即取出。

【主治】咽喉肿痛，喉头水肿。

疗法三

【组成】柑皮适量。

【制配】用柑皮煎水代茶频饮。

【主治】咽喉肿痛。

疗法四

【组成】盐水、橘皮、糖各适量。

【制配】饮淡盐水、饮橘皮糖茶。

【主治】咽喉肿痛，喉干嗓哑。

【主治】急性扁桃腺炎。

▪ 疗法三

【组成】大蒜、巴豆各适量。

【制配】将大蒜、巴豆同捣烂塞耳鼻。

【主治】扁桃腺炎。

▪ 疗法四

【组成】蒜适量。

【制配】将蒜捣烂，擦颈部并塞鼻；或用蒜泥敷经渠穴，效果亦佳。

【主治】扁桃腺炎。

▪ 疗法五

【组成】茶叶5克，丝瓜200克，盐、茶各适量。

【制配】茶叶冲泡取汁，丝瓜洗净切片，加盐煮熟，倒入茶汁，拌匀服食。

【主治】扁桃腺炎，咽喉肿痛。

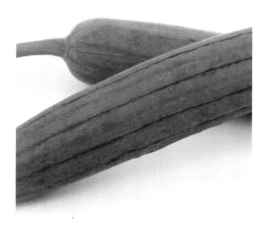

▪ 疗法六

【组成】茶叶、金银花各6克。

【制配】将茶叶、金银花用沸水冲泡，代茶饮。

【主治】扁桃腺炎，咽喉炎。

▪ 疗法七

【组成】生半夏6克，鸡蛋内膜2个，醋30毫升，水300毫升，鸡蛋清1份。

【制配】用微火共煮沸生半夏、鸡蛋内膜、醋、水30分钟去渣，再加鸡蛋清搅匀，再煮沸，少量常含咽，使药力持久作用于咽部。

【主治】慢性扁桃腺炎。

▪ 疗法八

【组成】绿茶1克，薄荷15克，甘草3克。

【制配】1升水煮沸，投入绿茶、薄荷、甘草，5分钟即可，少量多次温饮。

【主治】扁桃腺炎。

牙痛

牙痛是多种牙齿疾病、牙周疾病及上颌窦炎等最常见的重要症状，因原发病因不同，牙痛的类型和治疗方

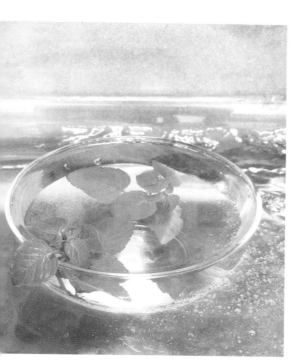

法也各有不同，如风火牙痛、虚火牙痛、龋齿牙痛、牙龈肿痛等。

疗法一

【组成】生地 50 克，鸭蛋 2 个，冰糖 5 克。

【制配】用砂锅加清水两碗浸泡生地 30 分钟，将鸭蛋洗净同生地共煮，蛋熟后剥去皮，再入生地汤内煮片刻，服用时加冰糖调味，吃蛋饮汤。

【主治】风火牙痛，阴虚，手足心发热。

疗法二

【组成】紫皮大蒜 1 瓣。

【制配】将紫皮大蒜去皮切开在患者面部及下腭摩擦。

【主治】风火牙痛。

疗法三

【组成】蒜适量。

【制配】将蒜去皮，放火上煨热，趁热切开，贴敷患牙，蒜凉再换。

【主治】风寒牙痛。

疗法四

【组成】小独头蒜 1 个，白芥子 12 克。

【制配】将白芥子研末，小独头蒜去皮捣烂如泥，两者混匀成药膏，敷于颊车穴，2 ~ 3 小时起疱即取下。

【主治】风寒牙痛。

疗法五

【组成】咸鸭蛋 2 个，韭菜 100 克，盐 9 克。

【制配】将咸鸭蛋、韭菜、盐入锅加水共煮，空腹服。

【主治】风火或风寒所致牙痛。

疗法六

【组成】生地 30 克，鸡蛋黄 2 份，冰糖少许。

【制配】水煎生地取汁，趁热打入鸡蛋黄，搅匀加冰糖溶化，每日早上空腹服。

【主治】肾阳不足、虚火上炎所致牙痛。

疗法七

【组成】陈醋200毫升，花椒6克。

【制配】将陈醋和花椒入锅水煎，去椒含漱。

【主治】牙痛。

疗法八

【组成】空心菜根200克，醋、水各250毫升。

【制配】将空心菜根洗净，同醋、水入锅共煎汤，待凉后含漱多次。

【主治】龋齿牙疼。

疗法九

【组成】大蒜1头，巴豆1粒。

【制配】将大蒜去皮，和巴豆同捣为膏，取少许裹于少量棉花中，塞患侧的对侧耳内，8小时换1次，一般3~5分钟即可止痛，连用2~3次即可治愈。

【主治】各种牙痛。

疗法十

【组成】茶叶3克，醋适量。

【制配】先用开水将茶叶冲泡10分钟，去茶叶加入醋含漱，每日2~3次。

【主治】牙痛。

口腔溃疡

口腔溃疡亦称口疮，是最常见的口腔病变，青壮年多见，不定期反复发作。

疗法一

【组成】绿豆30~60克，鸡蛋1个。

【制配】将绿豆洗净倒罐内，加水100毫升煮沸3~5分钟，用煮绿豆的水冲鸡蛋温服，每日1次，严重者每日2次。治疗期间禁食辛辣、干燥之品。

【主治】口疮。

疗法二

【组成】生姜适量。

【制配】将生姜捣烂取汁，频频漱口或将姜焙干，研末，擦患处。

【主治】口疮。

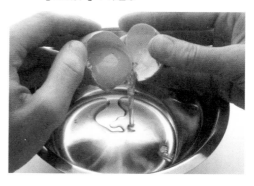

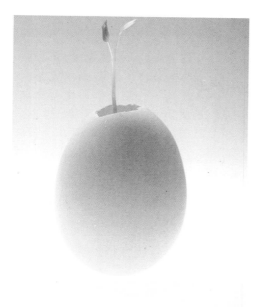

将有汁面向里贴患处，每日 2 ~ 3 次，3 ~ 4 日便可治愈。

【主治】口腔溃疡。

疗法六

【组成】葱白、白萝卜籽、芥菜籽各 30 克。

【制配】将葱白、白萝卜籽、芥菜籽共捣烂，贴足心，每日 1 次。

【主治】口腔溃疡。

疗法七

【组成】绿茶、菊花、槐花各 3 克，冰糖 9 克。

【制配】将绿茶、菊花、槐花、冰糖入锅水煎服，每日 1 ~ 2 次。

【主治】口腔溃疡。

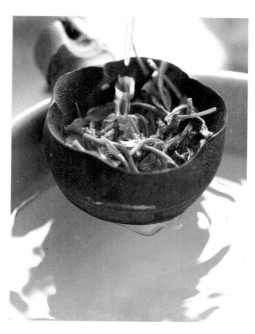

疗法三

【组成】鸡蛋膜 1 片，淡盐水 20 毫升。

【制配】鸡蛋膜用淡盐水浸泡数分钟，贴患处。

【主治】各种口疮、口腔溃疡。

疗法四

【组成】川黄连 6 克，蛋黄油适量。

【制配】将川黄连研细末，与蛋黄油调和，涂溃处。

【主治】阴虚火旺，心脾积热，复感火热燥邪之口腔溃疡。

疗法五

【组成】葱白适量。

【制配】葱白外用刀削下一层，

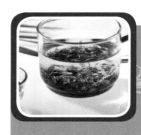

儿科病良方

宝宝的成长需要悉心照料，但由于其发育尚不完善，抵抗力弱，还是容易受到外来的病菌袭击，引起厌食、咳嗽、腹泻等一系列症状，产生不适。

小儿厌食

厌食是指小儿长时期见食不贪，食欲不振，甚则拒食，精神如常但面色灰暗，常感疲惫。厌食症如长期未得改善，可致严重的营养不良与极度衰弱，影响小儿的营养和生长发育。

疗法一

【组成】大蒜适量。

【制配】将大蒜去皮煮熟食之。

【主治】积滞厌食。

疗法二

【组成】大蒜2头，西瓜适量。

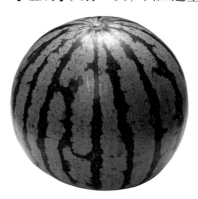

【制配】将大蒜放入西瓜内纸包泥封，以炭火烤干，研为细末，每次3克，温开水送服，每日2次。

【主治】消化不良所致厌食。

疗法三

【组成】大蒜50克，糖50克或陈皮糖浆20毫升。

【制配】将大蒜去皮，洗净捣烂，纱布过滤，每10毫升蒜汁加凉开水70毫升，再加陈皮糖浆20毫升，或加糖加凉开水至100毫升，摇匀使之溶解。2岁以下每日3次，每次5毫升；2～5岁每次8毫升，每日3次；5岁以上，每次10毫升，每日3次。

【主治】小儿消化不良、厌食。

疗法四

【组成】山楂30克，大米50克，大蒜、砂糖各10克。

【制配】将山楂入砂锅煎取浓汁去渣，再入大米、大蒜、砂糖煮粥，可当做上下午点心食用，但不宜空腹服食，以 7 ~ 10 天为 1 疗程。

【主治】脾胃失调所致厌食。

疗法五

【组成】生姜 5 片，大枣 10 个。

【制配】将生姜、大枣入锅煎汤服。

【主治】小儿脾胃虚弱厌食。

疗法六

【组成】生姜、醋、红糖各适量。

【制配】将生姜洗净切片，用醋适量浸泡 24 小时，用时取姜 3 片，加入红糖以沸水冲泡。

【主治】小儿厌食。

疗法七

【组成】鸡内金 2 个，干面粉 100 克，芝麻、细盐或白糖各适量。

【制配】放于瓦上，用微火焙干研末，掺芝麻、细盐或白糖配干面粉 100 克做成薄饼食用。

【主治】小儿厌食。

疗法八

【组成】生姜 25 克，党参、山药末各 250 克，蜂蜜适量。

【制配】将生姜捣烂取汁，与党参、山药末搅匀，慢慢熬成膏。每次

1 汤匙，每天 3 次，热粥送服，连服数日。

【主治】小儿厌食。

疗法九

【组成】葱白、白萝卜各 30 克。

【制配】将葱白、白萝卜洗净，切小块，捣烂取汁。饮用。

【主治】小儿厌食。

疗法十

【组成】黄鳝鱼 1 条，姜 10 克，鸡内金 6 克，酱油、盐各适量。

【制配】将黄鳝鱼去内脏清洗干净，同姜和鸡内金入锅加水煮熟，用适量酱油、盐等调味食之，连吃 7 天。

【主治】小儿厌食。

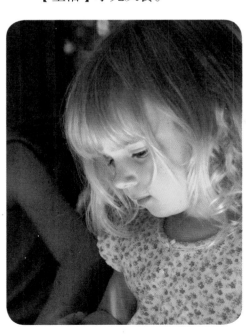

婴儿吐乳

婴儿脾寒、伤冷乳，乳后即吐或吐奶瓣，味酸臭，脘腹胀满，面黄肌瘦者即称婴儿吐乳。

疗法一

【组成】生姜60克，半夏30克。

【制配】用姜汁浸半夏1宿，炒干研细末，每次取6克，水煎分服。

【主治】小儿吐乳。

疗法二

【组成】煨姜、陈皮各1克，丁香3粒。

【制配】将煨姜、陈皮、丁香入锅水煎服。

【主治】初生儿3日内吐乳。

疗法三

【组成】生葱1根，生姜15克，茴香粉10克。

【制配】将生姜、生葱洗净捣碎，然后加入茴香粉混合后炒热，以皮肤能忍受为度，纱布包好，敷于脐部，每日1~2次，直至治愈。

【主治】小儿吐乳。

疗法四

【组成】葱白2根，母乳适量。

【制配】将葱白洗净切碎，和母乳共放锅内炖热，灌服。

【主治】婴儿脾寒吐乳。

疗法五

【组成】生姜5片，牛奶100毫升。

【制配】将生姜片入锅水煎，然后加入牛奶调饮，少量多次，温服。

【主治】小儿吐乳。

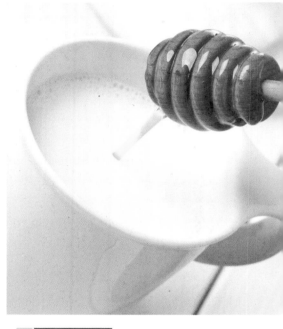

疗法六

【组成】大蒜5瓣，吴茱萸10克。

【制配】将大蒜去皮捣烂，吴茱萸研末，拌匀，揉成5分硬币样药饼，敷两足心涌泉穴。一般2小时后再让患儿吃母乳，即可见效。

【主治】小儿吐乳。

小儿湿疹、水痘

小儿湿疹就是平常说的过敏性皮肤病，主要是由于对食入物、吸入物或接触不耐受或过敏引发。发病时，皮肤发红、出现皮疹，然后皮肤发糙、脱屑，摸上去如同触摸砂纸一样。

水痘是传染率极高的一种病，主要发生人群是婴幼儿，以发热及成批出现周身性红色斑丘疹、疱疹、痂疹为特征。一般冬春两季多发，常以接触或飞沫传染。

疗法一

【组成】绿茶 0.5 克，白梅花 3 克，蜂蜜 25 克，大枣 30 克。

【制配】大枣剖开加水 350 毫升，煮沸 3 分钟，加入绿茶、白梅花、蜂蜜即可，分 3 次温服，每日 1 次。

【主治】小儿痘。

疗法二

【组成】茶叶末适量。

【制配】用茶叶末煎水趁热洗后，再用茶叶末直接敷患处。

【主治】婴儿湿疹（奶癣）。

疗法三

【组成】泡过又晒干的茶叶、五倍子、鸡蛋清各等份。

【制配】将干茶叶和五倍子共研细末，用鸡蛋清调匀，外敷患处。

【主治】小儿痘疹。

小儿腮腺炎

流行性腮腺炎是腮腺炎病毒引起的急性呼吸道传染病。早期患儿和隐性患者均为传染源。大多是通过空气飞沫、唾液及污染的衣物传播。易感人群为儿童及青少年。冬、春季为发病高峰期。患儿先有发热、倦怠、肌肉酸痛及结膜炎、咽炎等症状，1 ~ 2 天内出现耳下疼痛，继之从腮腺肿大。通常先起于一侧，1 ~ 2 天后波及另一侧。肿胀部位以耳垂为中心，边缘不太清楚，有轻度压痛，张口进食时疼痛加剧。颊内侧腮腺导管口有时可见红肿。腮腺肿大约 4 ~ 5 天后开始逐渐消退，全病程约 7 ~ 12 天，部分患儿仅有颌下腺、舌下腺肿大而无腮腺肿大；可并发脑膜炎、胰腺炎、

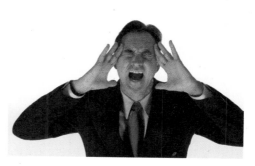

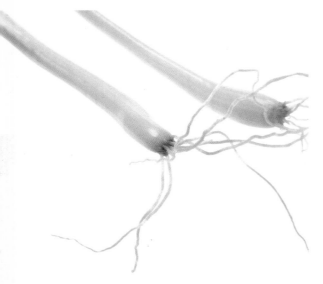

睾丸炎和心肌炎等相应症状。

疗法一

【组成】葱60克。

【制配】将葱入锅中加适量水煎煮。取浓汁,清洗患处。

【主治】流行性腮腺炎。

疗法二

【组成】蛇蜕3.3厘米,大葱白10厘米,馒头适量。

【制配】将蛇蜕、大葱白切碎。将碎粒夹在馒头里食用。

【主治】小儿腮腺炎。

疗法三

【组成】15厘米长的葱白1根,白矾、白糖各10克。

【制配】将葱白切段,同白矾、白糖捣烂如泥。敷腮部,每日2~3次。

【主治】急性腮腺炎。

疗法四

【组成】浮萍90克,大葱白3根。

【制配】将浮萍研为细末,大葱白熬水。冲服。

【主治】小儿腮腺炎。

疗法五

【组成】活鲫鱼1条(约200克),枸杞叶(连梗)500克,陈皮5克,鲜姜2片。

【制配】将鲫鱼和枸杞叶、陈皮、鲜姜洗净,和水共煮。喝汤。每日1剂,连服数日。

【主治】流行性腮腺炎。

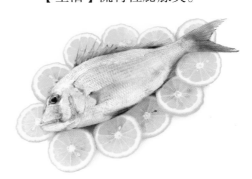

疗法六

【组成】蚝豉100克,豆腐3块,生姜2块,咸橄榄3个。

【制配】将生姜洗净,切片,豆

腐切小块，把姜片、豆腐块、蚝豉、咸橄榄一同入锅，加适量水，用文火炖至汤浓即可。每剂分 3 ~ 4 次服完。连服数天。

【主治】小儿腮腺炎，两腮红肿伴热痛，咽喉红肿，口干舌燥。

疗法七

【组成】仙人掌 30 克，白酒适量。

【制配】将仙人掌去刺，剖开加白酒捣泥，敷患处。

【主治】腮腺炎。

疗法八

【组成】青茶叶 9 克，大青叶、蒲公英、地丁草各 30 克。

【制配】将大青叶、青茶叶、蒲公英、地丁草入锅加水煎汤，每日 1 剂，随时当茶饮。

【主治】流行性腮腺炎，红肿热痛，发热等。

疗法九

【组成】生大黄 3 ~ 4 克，醋适量。

【制配】将生大黄研细末，加醋调成糊状。外敷腮部，每日 1 ~ 2 次。

【主治】腮腺炎。

疗法十

【组成】大黄 40 克，地龙 10 克，

食醋 600 毫升。

【制配】将大黄、地龙放在砂锅（或瓷锅）内，加水约 400 毫升，热至 50° 左右倒出，然后再加食醋约 400 毫升（总量为 1000 毫升），放置密封容器内 72 小时后，用纱布滤去药渣（要尽量挤压干净大黄和地龙内的药液），取汁装瓶密封备用。用时以毛笔或棉签蘸取药液直接涂搽患部，每日 3 ~ 6 次，一般连续 2 ~ 5 日即可痊愈。如发热明显，可涂搽双侧腮腺部位，涂药面积要超出肿大腮腺范围。

【主治】腮腺炎。

百日咳

百日咳是由百日咳杆菌引起的一种急性呼吸道传染病。多发生于 5 岁

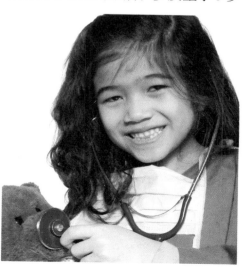

以下儿童。一年四季皆可发生，但以冬春季节最为多见。病程为3期。初发期主要以流涕、头痛、咽痛、发热、轻度咳嗽等感冒症状为主。约1周左右进入痉咳期，此期长短不一，数天到2个月不等。主要表现为阵发性、痉挛性咳嗽，阵咳后伴有高声吼叫，似鸡鸣，咳嗽时常面红耳赤、涕泪交流、口唇紫绀、表情痛苦，每日发作数次至数十次不等，多于夜间发作。部分患儿可因气管水肿痉挛及黏痰阻塞窒息而引起死亡。痉咳期过后进入恢复期，大约2个月左右痊愈。接种百日咳疫苗可以预防百日咳的发生。

疗法一

【组成】大蒜、白糖各适量。

【制配】服用20%大蒜浸出液，5岁以上每次15毫升，以下酌减，每天3次，加白糖调味。也可根据患儿的具体情况而增加用量。一般用药3~4天后，病情逐渐好转，痉挛性咳嗽和呕吐亦逐渐停止。

【主治】百日咳。

疗法二

【组成】大蒜15克，红糖6克，生姜1片。

【制配】将大蒜、生姜去皮切片，同红糖入锅加水煎服，每日3~5次，视年龄酌定用量。

【主治】百日咳，反复、阵发、痉挛性咳嗽。

疗法三

【组成】大蒜2头，鸡蛋1个。

【制配】将大蒜捣烂，同鸡蛋搅拌均匀，上锅蒸10分钟，隔日口服1次，连服3~4次。

【主治】百日咳。

疗法四

【组成】紫皮大蒜3瓣，醋10毫升或酒2杯，白糖适量。

【制配】把大蒜切片，用白开水1杯（200毫升）泡15分钟，去蒜加糖、醋，频频饮之，1日服完。

【主治】百日咳。

疗法五

【组成】大蒜50克，凡士林少许。

【制配】大蒜瓣去皮捣烂备用。先用凡士林

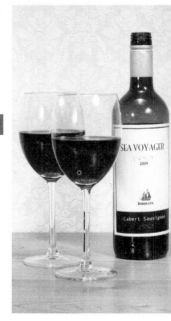

涂双脚，再将蒜泥匀摊在薄布上敷两足涌泉穴，穿袜保护。每晚临睡前敷上，次晨除去，可连敷数晚，或隔晚敷治1次。

【主治】百日咳及一切夜间顽咳。

疗法六

【组成】生姜或大蒜，蜗牛液或鸡蛋清各适量。

【制配】用切开的大蒜蘸蜗牛液或鸡蛋清，在胸部由上而下涂擦，每日2次，每次数分钟。

【主治】百日咳。

疗法七

【组成】大蒜子10克。

【制配】将大蒜子去皮，捣烂后加凉开水50毫升，浸半天，分3次服。

【主治】百日咳。

疗法八

【组成】大蒜60克，白糖适量。

【制配】将大蒜捣烂，加凉开水500毫升，泡10个小时，滤汁，服时加糖，每次服15毫升（5岁以下小儿减半），每2小时服1次，连服10~15天；或将蒜、糖同煮，至蒜熟后，适量饮之。

【主治】百日咳。

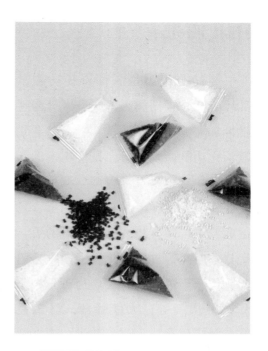

疗法九

【组成】鸡蛋1个，川贝（研末）6克。

【制配】将鸡蛋敲一孔，然后把川贝末放进鸡蛋内，外用湿纸封闭，放在饭上蒸熟。每次吃1个。每日2次。

【主治】百日咳。

疗法十

【组成】鸡蛋黄适量。

【制配】将鸡蛋黄放在铁锅中，文火熬出油，饮用。5岁以下3个蛋黄，每日2次；5岁以上可酌量增加。连服半月即愈。

【主治】百日咳。

小儿腹泻

婴幼儿腹泻是一种胃肠功能紊乱综合征。根据病因不同，可分为感染性和非感染性两大类。2岁以下儿童消化功能尚不完备，抵抗疾病的能力差，尤其容易发生腹泻。夏秋季节是疾病多发期，多种细菌、病毒、真菌或原虫可随食物或通过污染的手、玩具、用品等进入消化道，很容易引起肠道感染性腹泻。表现为每日排便5～10次不等，大便稀薄，呈黄色或黄绿色稀水样，似蛋黄汤，或夹杂未消化食物，或含少量黏液，有酸臭味，偶有呕吐或溢乳，食欲减退。患儿体温正常或偶有低热，重者血压下降，心音低钝，可发生休克或昏迷。

疗法一

【组成】大蒜瓣若干。

【制配】将大蒜去皮放入文火中烤烧至黄色，味由辣变甜，1岁每次服2瓣，2岁每次服4瓣，以此类推，每日服2～3次。

【主治】小儿消化不良腹泻。

疗法二

【组成】黄丹5克，葱白1段。

【制配】将黄丹、葱白共捣泥拌匀，敷脐，纱布盖好，胶布固定，6小时可见效，24小时后泻停取下。

【主治】小儿腹泻。

疗法三

【组成】鸡蛋清1份，大蒜12克。

【制配】将大蒜去皮捣烂，调鸡蛋清，敷涌泉穴。

【主治】小儿腹泻。

疗法四

【组成】蒜薹尾15克，山楂60克，红糖少许。

【制配】把山楂炒黑，加红糖搅拌，再放入蒜薹尾一起用水煎煮30分钟，去渣喝汤，每日2～3次。此为1日量。

【主治】小儿消化不良，腹泻呕吐。

疗法五

【组成】胡椒2粒（黑白皆可，黑者去皮），生姜1克。

【制配】将胡椒粉和生姜共捣烂如泥，贴脐中，用棉花和胶布固定，1次保留15天。

【主治】小儿滑泄。此方多在3天左右见效，7天可愈，见大便燥结则停用，对皮肤无损伤。

• 疗法六

【组成】鸡蛋若干。

【制配】将鸡蛋煮熟去壳、蛋白，取蛋黄文火炼油服用。1岁以下每次服用1个，大儿酌增，4～5天为1疗程。

【主治】小儿消化不良腹泻。

• 疗法七

【组成】绿茶3克，白糖20克，食盐1～2克，生姜1片。

【制配】将绿茶、白糖、食盐、生姜入锅加水共煎200毫升，当作饮料服。

【主治】小儿风寒腹泻。

• 疗法八

【组成】生姜10克。

【制配】将生姜用微火焙焦，研细末，每天早晚各服1克，吞服或用水冲服。

【主治】小儿消化不良腹泻。

• 疗法九

【组成】绿茶200毫升，食醋

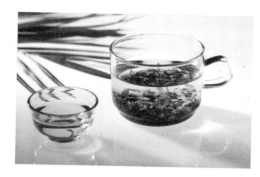

20毫升。

【制配】将绿茶和食醋混合每次饮服20毫升，每日3次。

【主治】小儿腹泻。

• 疗法十

【组成】大蒜2瓣，明矾（黄豆大小）2粒。

【制配】将明矾研细末，用蒜汁调匀，1次吞服，每日1次。

【主治】婴儿腹泻。

• 疗法十一

【组成】炮姜5克，大米30克，盐、糖各适量。

【制配】将炮姜和大米入锅共煮成粥，去姜加盐或糖调味食用。

【主治】小儿腹泻。

• 疗法十二

【组成】绿茶、干姜丝各3克，滚开水150毫升。

【制配】用150毫升的滚开水冲

泡绿茶和干姜丝，然后加盖温浸10分钟，代茶随意饮服，可再用滚开水冲1次续饮。

【主治】小儿腹泻。

• 疗法十三

【组成】大米250克，生姜、山楂各20克，红糖、莱菔子各15克。

【制配】先将莱菔子、山楂、生姜加水煎40分钟，弃渣留汁放入大米煮粥，临熟时加红糖调味。每日服3次，5日为1疗程。

【主治】小儿秋季腹泻。

• 疗法十四

【组成】葱白6根，酒糟1小杯，食盐少许。

【制配】将葱白、酒糟、食盐混合炒热，用白布外包敷脐部，温度要适宜，防止烫伤，冷则再炒再敷，连敷数次。

【主治】小儿腹泻，尤宜新生儿腹泻。

• 疗法十五

【组成】干姜、鸡爪连、五味子各4份，紫油桂、吴茱萸各2份，瑞龙脑1份。

【制配】将上述材料共研细末。取1~2克填脐窝，再取五味子1粒

置于脐窝正中，用伤湿止痛膏密封，并轻揉片刻。夏季2日换药1次，冬季3日，每日按揉脐部3~5次，2日为1疗程。

【主治】小儿腹泻。

小儿疳积

小儿疳积是一种慢性营养缺乏症，多发生在3岁以下的婴幼儿身上。表现为不同程度的面黄肌瘦，气血不足，头发稀疏，精神疲惫，腹部胀大，青筋暴露，或腹部凹陷，饮食异常等特征。皆因脾胃虚损，吸收功能长期障碍，脏腑失养所致。

• 疗法一

【组成】胡萝卜、葱白、红糖各适量。

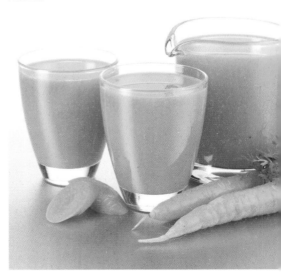

【制配】将胡萝卜、葱白捣烂加红糖水煎。趁热服，一日数次。

【主治】婴儿单纯性消化不良。

疗法二

【组成】皮硝9克，红枣（去核）7枚，葱白（连根须）7根，苦杏仁、生栀子各7个，酒糟30克，白麦面粉10克。

【制配】将上述材料混合一同捣烂如膏状，将药膏分为2份，分别摊于2块纱布中间。1块贴在小儿脐窝上，另1块贴在命门穴上，以胶布固定，3天换药1次。

【主治】小儿疳积。

疗法三

【组成】杏仁7个，连须葱头3个，阿魏9克，蜈蚣1条。

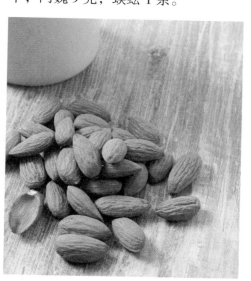

【制配】将杏仁、葱头、阿魏、蜈蚣捣烂如泥。将药膏贴于脐孔部。

【主治】小儿疳积。

疗法四

【组成】葱1根，生姜15克，茴香粉9克。

【制配】葱、生姜一同捣烂，再加入茴香粉调匀，入锅中炒热（以皮肤能忍受为度）。用纱布包好，敷于小儿脐部神阴穴。每日1～2次，治愈为止。

【主治】小儿消化不良。

疗法五

【组成】生根仁30粒，杏仁9克，白胡椒6克，鸡蛋清1份，葱头7个，面粉1匙，丁香30粒。

【制配】将以上药物研为细末，用高粱酒、鸡蛋清调匀，以茶叶为托。贴敷两足心。

【主治】小儿疳积。

疗法六

【组成】疳积草（鲜）15克，生姜、葱白各30克，鸭蛋1个。

【制配】将疳积草、生姜、葱白捣烂，加入鸭蛋去黄留清搅匀。外敷脚心1夜，隔3天1次，一般5～7

次痊愈。

【主治】各型小儿疳积。

疗法七

【组成】丁香2粒，姜汁1茶匙，牛奶250毫升，白糖适量。

【制配】将丁香、姜汁、牛奶放于锅内同煮，然后去掉丁香，加入白糖调味。早晚加热后服用。

【主治】疳积瘦弱，食入即吐。

疗法八

【组成】熟鸡蛋1个，葱白50克。

【制配】将熟鸡蛋去壳，加入葱白，用布包好。右手握住，在胃部轻轻盘旋按摩，渐渐下移到腹部，至皮肤潮红为止。

【主治】小儿疳积。

疗法九

【组成】三棱、莪术各90克，青皮45克，山楂肉、干姜各23克。

【制配】将以上药物研成细末，制为如麻子大丸晒干。食后以姜汤送服，药量视患儿大小加减。

【主治】小儿疳积。

疗法十

【组成】生姜15克。

【制配】将生姜捣烂取汁。取姜

汁服下。

【主治】食积。

疗法十一

【组成】红糖少许，生姜、醋各适量。

【制配】将生姜洗净切片，用醋浸1昼夜（醋刚好浸过姜片即可）。然后取生姜3片，加入红糖，以沸水冲泡。温热时，当茶饮。

【主治】小儿消化不良及厌食症。

疗法十二

【组成】蒜头1头，苍耳子15克。

【制配】将蒜头、苍耳子入锅加水煎。每日1剂，早晚分服。

【主治】小儿疳积，消化不良。

疗法十三

【组成】槟榔12克，枳实、莱菔子各10克，醋适量。

【制配】将槟榔、枳实、莱菔子共研细末。调醋敷患处。

【主治】小儿疳积食滞引起的腹痛。

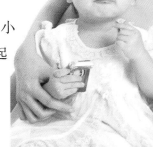

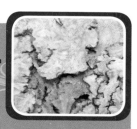

妇科疾病是女性常见病、多发病，但是由于这类疾病种类繁多，治愈方法也多种多样，同时治疗效果也各不相同，为许多女性带来了诸多烦恼。

月经不调

月经不调起因于外邪入侵，如风寒湿热或起居失常，如操劳过度、生活不规律；或七情内伤，如忧郁愤怒等，引起月经的周期、经量、经色、经质出现异常，临床上常指月经周期及经量的异常。常见的病有月经太多、月经太少、月经先期、月经后期、月经先后不定期等。

疗法一

【组成】马齿苋 60 克，大蒜 10 克，鸡蛋 1 个。

【制配】将马齿苋洗净捣烂取汁；大蒜去皮，鸡蛋去壳，加水适量煮熟，兑入马齿苋汁即成；每天分 2 次服用，吃蛋喝汤。

【主治】经血过多、色深、有块。

疗法二

【组成】茶叶、红糖各适量。

【制配】将茶叶先煎浓汁一碗，放入红糖化饮。

【主治】月经先期，提前 7 天以上甚或十几日。

疗法三

【组成】酒适量。

【制配】每日饮酒，少量温服。

【主治】月经先后不定，经血不调。

疗法四

【组成】鸡蛋 2 个，益母草、大蒜各 10 克。

【制配】将益母草、鸡蛋、大蒜入锅加水适量同煮，鸡蛋熟后去壳，再煮片刻即成。月经前每日 1 次，连服数日，吃蛋饮汤。

【主治】月经不调。

疗法五

【组成】生姜、艾叶各6克，红糖15克。

【制配】将生姜、艾叶洗干净，加入红糖同煮10分钟，代茶饮。

【主治】经期延后，色暗红、量少，小腹冷痛。

疗法六

【组成】香附250克，醋、烧酒各适量。

【制配】将香附研细末，用适量醋调为丸，每次服9克，空腹时服用，烧酒送下。

【主治】月经周期不定，经量失常。

疗法七

【组成】豆腐250克，醋150毫升。

【制配】将豆腐和醋入锅同煎，每顿饭前服用。忌食辛辣刺激食物。

【主治】血热经血过多，阴道大量流血或淋漓不断，血色深红、口干喜饮，烦躁不安。

疗法八

【组成】绿茶1克，泽兰10克。

【制配】将绿茶、泽兰用开水冲泡，每日3次饮用。

【主治】肝郁月经不调。

疗法九

【组成】当归、生姜各15克，瘦羊肉1千克，大料、桂皮、盐各适量（或羊肉500克，黄芪、党参、当归各25克，生姜5片）。

【制配】将当归、生姜以纱布包好，瘦羊肉切小块入锅，加大料、桂皮调味，用文火焖煮至肉烂熟，去布包、桂皮即成；或将羊肉切块，黄芪、党参、当归以布包，另加生姜，同放炒锅内加适量水，武火煮沸后文火焖2小时，稍加盐调味食。食肉喝汤，每日2次。

【主治】月经不调。

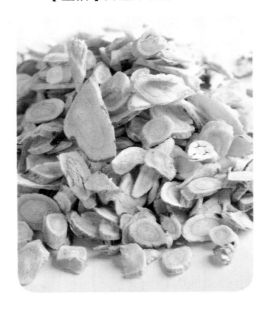

疗法十

【组成】黄芥 100 克，米醋、酒各适量。

【制配】黄芥用米醋浸泡后，研细末为黄豆大小丸，用酒吞服。

【主治】更年期月经不调。

痛经

痛经是指在月经前或月经期间发生难以忍受的下腹疼痛，甚至影响生活和工作。严重时，面色苍白、手足冰凉、出冷汗、恶心、呕吐，甚至昏厥。一般都在经血畅流后，少数在有膜状物排出后，腹痛缓解。一般未婚或未孕女性易于发生，再就是身体虚弱、有慢性病、精神紧张、感觉过敏的女性，也常有痛经。

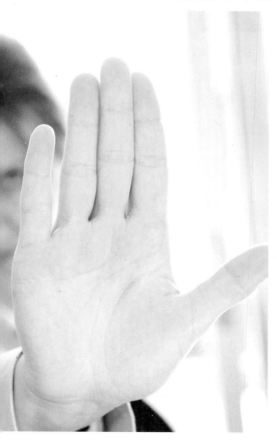

疗法一

【组成】粗盐或粗砂 250 克，陈醋 50 毫升。

【制配】将粗盐或粗砂爆炒，陈醋慢慢洒入，边洒边炒，洒完后再炒片刻，趁热装布袋，熨下腰和腰骶部。

【主治】经期小腹痛及腰痛。

疗法二

【组成】食盐 500 克，大蒜 2 头，生姜 120 克，葱适量。

【制配】将葱、生姜、大蒜捣碎后与食盐共炒热，熨敷小腹。

【主治】行经腹痛。

疗法三

【组成】生姜 10 ~ 15 克，艾叶 10 ~ 15 克，红糖适量。

【制配】将生姜、艾叶、红糖入锅加水煎煮，趁热服，每日 2 次，每日 1 剂。

【主治】痛经。

· 疗法四

【组成】大蒜适量。

【制配】将大蒜去皮捣烂取汁。用消毒棉球蘸蒜汁塞耳孔中。

【主治】痛经。

· 疗法五

【组成】去壳青壳鸭蛋3个，黄酒250毫升，生姜25克，白糖适量。

【制配】将鸭蛋、黄酒、生姜入锅共煮熟，以白糖调服。

【主治】来经时小腹或胃部疼痛，不思饮食。

· 疗法六

【组成】鲜姜15克，红糖30克。

【制配】水煎服；或泡水服，每日3次。

【主治】痛经。

· 疗法七

【组成】香附100克，醋适量。

【制配】将香附煮后焙干、研末，每次服10克，每日3次，经前服。

【主治】痛经。

· 疗法八

【组成】绿茶1克，干益母草20克。

【制配】用刚沸开水冲泡绿茶和

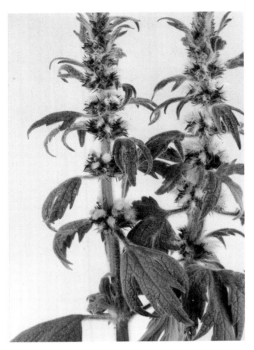

干益母草大半碗加盖，5分钟可饮，可再泡再饮，味淡为止。

【主治】原发性痛经、功能性子宫出血并患高血压。

· 疗法九

【组成】小茴香9克，生姜4片。

【制配】将小茴香、生姜水煎2次分服，每日1剂，连服3～4天。

【主治】痛经。

· 疗法十

【组成】食盐250克。

【制配】将食盐炒热用布包好温熨小腹，待不烫皮肉时，包扎于腹部。

【主治】痛经。

疗法十一

【组成】苦参 30 克，醋适量。

【制配】将苦参研末，用醋调匀吞服。

【主治】痛经。

闭经

闭经是指女性年逾 18 岁月经尚未来潮，或月经周期建立后又停止 3 个月以上者。前者称为原发性闭经，后者称为继发性闭经。生理性"停经"不属于此范畴。本病中医分为虚、实两类，虚者多为阴亏血虚，无血可下；或肝肾亏损、精血不足。常因先天不足，后天失养，大量失血，疲劳过度等造成。实者多为气滞血瘀，胞脉不通，血不下行。常因情志刺激，气机不畅，或生活环境突然改变，或经期淋雨涉水、遭受风寒，或饮食失节，过食寒凉等食物造成。

疗法一

【组成】新鲜鸡蛋适量。

【制配】将鸡蛋敲出裂缝，用孕妇（3 个月以上）尿泡 48 小时，取出洗净，冷水文火煮熟，每日吃 1 个，10 ~ 12 天为 1 疗程。

【主治】闭经。

疗法二

【组成】蚕沙 500 克，糯米酒适量。

【制配】将蚕沙烤干研细末，每次 9 克，每日服 3 次，以糯米酒冲服。

【主治】闭经。

疗法三

【组成】大蒜、鲜橘皮、红糖各适量。

【制配】将大蒜去皮同鲜橘皮、红糖入锅加水煎分服，每日 1 剂，连服 3 ~ 5 天。

【主治】气血瘀滞型闭经。

疗法四

【组成】川芎 8 克，鸡蛋 2 个，红糖适量。

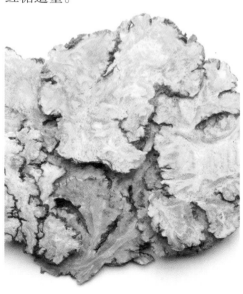

【制配】将川芎、鸡蛋入锅加水同煮，煮熟去壳再煮片刻，去渣加糖调味即成；每日2次分服，连服5～7剂，吃蛋喝汤。

【主治】气血瘀滞型闭经。

◆ 疗法五

【组成】大蒜、生姜各15克，艾叶9克，鸡蛋2个。

【制配】将大蒜、生姜、艾叶、鸡蛋入锅，加适量水放入砂锅内同煮，蛋熟后去壳取蛋，放入再煮片刻，调味后吃蛋喝汤。

【主治】寒凝血瘀型闭经。

◆ 疗法六

【组成】生盐250克，白酒适量。

【制配】将生盐炒热加白酒调匀再炒片刻，布包热熨肚脐小腹20～30分钟，每日3次，连行数日。

【主治】气血瘀滞型闭经。

◆ 疗法七

【组成】鸡蛋2个，益母草30克，红糖适量。

【制配】将鸡蛋和益母草入锅加水同煮，蛋熟去壳，加红糖适量，再煮片刻，吃蛋喝汤。

【主治】血瘀闭经。

◆ 疗法八

【组成】鸡蛋2个，当归9克，大蒜10克。

【制配】将当归、大蒜加水三碗与鸡蛋一起煮熟，蛋去壳，用针刺10余个小孔，再煮片刻即可，吃蛋饮汤，每日2次。

【主治】血虚型气滞型闭经。

◆ 疗法九

【组成】绿茶1克，红糖、大枣各60克，老姜15克。

【制配】将绿茶、红糖、大枣、老姜入锅水煎代茶饮，连服至经来为止。

【主治】血虚寒凝闭经。

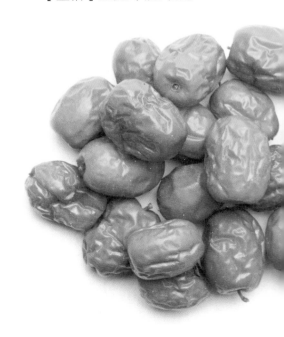

乳腺炎

乳腺炎是乳腺急性化脓感染炎症性疾病，病原菌主要是金黄色葡萄球菌，链球菌引起的较少见。它属于中医的乳痈范畴，绝大多数都发生于哺乳的产妇，且在产后 3 ～ 4 周发生较多。此病乳房局部有肿块，按则痛，继而发热发红。

疗法一

【组成】大蒜 50 克，葱白 150 克，麦芽 60 克。

【制配】将大蒜、葱白、麦芽加水 500 毫升煮沸 20 分钟，取渣包在白布内，趁热反复擦搓乳房，硬结处

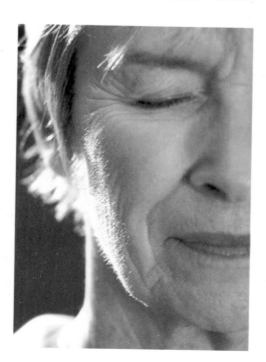

更需重点按摩，至乳房发红减轻为度，每日 2 ～ 3 次。

【主治】乳痈初起，排乳不畅，乳房肿痛。

疗法二

【组成】猪蹄 1 只，黄花菜、大蒜各 50 克，盐适量。

【制配】将猪蹄去杂毛洗净，大蒜去皮和黄花菜一同用文火炖煮至猪蹄，熟后加盐少许调味，喝汤吃猪蹄及黄花菜，分顿随意食用，不限次数，7 天 1 疗程。

【主治】急性乳腺炎。

疗法三

【组成】大蒜泥、元明粉、醋、水各适量。

【制配】用醋、水将蒜泥、元明粉调成糊状敷患处，每日换 2 ～ 3 次。

【主治】乳腺炎。

疗法四

【组成】大蒜 2 头，葱白 1 根，黄酒 120 克。

【制配】将葱白、大蒜捣烂取汁，用煮开的黄酒调匀，分 2 次服，若服后出汗，则以 1 次为宜。

【主治】乳腺炎，症见乳房红肿热痛。

▶ 疗法五

【组成】黄柏末 10 克，大蒜泥 20 克，鸡蛋清适量。

【制配】将黄柏末、大蒜泥以鸡蛋清调匀，涂敷患处。

【主治】乳腺炎，红肿疼痛。

胎动不安

先有胎动下坠感，并见腹胀、腰酸，或阴道少量出血者即为胎动不安。

▶ 疗法一

【组成】鸡蛋 3 个，明矾 3 克，荷叶 15 克。

【制配】将明矾、荷叶入锅加水浓煎取汁，趁沸冲入鸡蛋，1 次服下。

【主治】胎动不安。

▶ 疗法二

【组成】葱白 4 根，灶心土、艾叶各适量。

【制配】将葱白、灶心土、艾叶入锅加水煎服。

【主治】胎动不安。

▶ 疗法三

【组成】鸡蛋 2 个，核桃 10 个，盐和植物油各适量。

【制配】将核桃连皮砸碎，加清水煎汁，再放入鸡蛋、油、盐调味，直至蛋熟服食，每日 1 剂，连服数日。

【主治】肾气不足，胎动不安。

▶ 疗法四

【组成】阿胶 10 克，鸡蛋适量。

【制配】将阿胶放碗中溶化，然后把鸡蛋调匀后加入阿胶水中，煮成鸡蛋花服，每日 1 ~ 2 次。

【主治】阴血不足，胎动不安，烦躁。

▶ 疗法五

【组成】苎根 1 把，生姜 5 片。

【制配】把苎根、生姜入锅加水煎去渣，调粥服。

【主治】触动胎气，腹痛下血。

流产

流产是指妇女在妊娠 2 ~ 3 月内，因怀孕后体质虚弱或跌倒外伤，导致阴道流血，量不多，

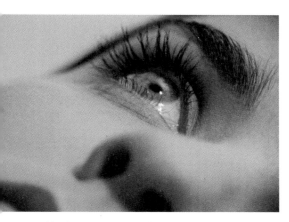

持续不止，严重者下腹、腰、尻坠痛，此多为先兆性流产，中医称之胎漏、胎动不安。患者如及时休息和进行治疗，可安全度过孕期。自然流产在 3 次以上者称之为习惯性流产，中医称滑胎，是肾虚或两次怀孕间隔时间过短，元气未恢复造成的。

疗法一

【组成】鸡蛋黄 5 个，黄酒 50 毫升，食盐适量。

【制配】将鸡蛋、黄酒、食盐调匀入锅蒸 30 分钟，每日食 1～2 次。

【主治】脾肾气虚所致先兆性流产，产后出血不止，恶露不尽者亦宜。

疗法二

【组成】葱白、蜂蜜各适量。

【制配】将葱白同蜂蜜共捣烂敷脐。

【主治】先兆性流产。

疗法三

【组成】葱头 60 克。

【制配】将葱头捣烂取汁，蒸熟吃。

【主治】妊娠先兆性流产、下血、小腹痛。

疗法四

【组成】苎根 1 大把，生姜 5 片。

【制配】将苎根洗净后水煎，后入生姜，1 次服完，服到胎安为止。

【主治】跌打损伤所致的胎动不安、腹痛、腹满。

疗法五

【组成】鸡蛋 2 个，艾叶 20 克。

【制配】将艾叶加水 300 毫升煎 10 分钟，再入新鲜鸡蛋连续煎 10 分钟，取蛋去壳与艾汤共煮 5 分钟，每晨吃鸡蛋 2 个，饮汤 15 毫升。

【主治】先兆性流产、习惯性流产。

产后晕厥

产后晕厥为中医病名，类似于现代医学所说的产后休克，主要是指产妇分娩后失血过多，或感染中毒而引起产妇突然头晕目眩，坐立不能，目闭不开，胸口憋闷，恶心呕吐，痰涌气急，甚则出现突然昏迷倒地，不省人事，牙关紧闭，四肢痉挛等现象。

· 疗法一

【组成】葱白3根，白芥子15克，蜂蜜10克。

【制配】将葱白、白芥子、蜂蜜共捣烂敷脐中。

【主治】产后晕厥。

· 疗法二

【组成】葱白、蜂蜜各适量。

【制配】将葱白洗净，与蜂蜜一同捣烂敷于患者脐部。

【主治】产后晕厥。

· 疗法三

【组成】红蓝花4克，酒适量。

【制配】将红蓝花入锅，以200毫升酒煎至100毫升，顿服50毫升，未止再服。

【主治】产后血晕，腹中血气刺痛。

· 疗法四

【组成】生地黄汁200毫升，生姜汁20毫升，清酒400毫升。

【制配】先煎生地黄汁三五沸，再入生姜汁、清酒续煎一两沸。每次温服1小盏，每日3次。

【主治】产后血晕。

· 疗法五

【组成】醋适量。

【制配】将醋煮沸，倒入茶缸内，置产妇鼻下，使吸入醋气，苏醒后应急用药物止血。

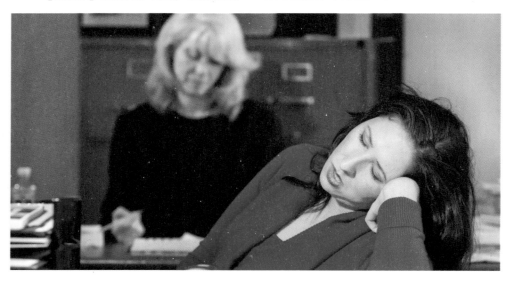

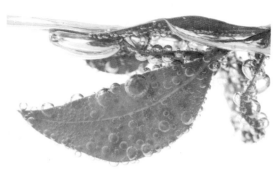

【主治】产后血晕。

产后腹痛

　　指妇人产后腹中疼痛，烦闷不能入睡。产后腹痛可分为实痛和虚痛。凡有因恶露不尽、干血瘀滞、食伤裹血、气弱感寒、血虚空痛、常常腹痛而伴随发胀，或拒按而手不能近，或腹中有大声者，都属实痛，宜行散之。如果无胀满，或喜揉按，或喜热熨，都属虚痛，宜温补之。

疗法一

　　【组成】绿茶 2 克，山楂片 25 克。

　　【制配】将绿茶、山楂片入锅加水 400 毫升，煮沸 5 分钟，分 3 次温服，可加开水续泡，每日 1 剂。

　　【主治】产后腹痛。

疗法二

　　【组成】干姜 3 克，当归 6 克。

　　【制配】将干姜、当归入锅，加水煎服。

　　【主治】产后腹痛。

疗法三

　　【组成】鸡蛋 2 个，红鸡冠花 3 克。

　　【制配】将红鸡冠花入锅加水浓煎取汁，冲入打碎搅匀的鸡蛋，置火上微沸温服。

　　【主治】产后腹痛胸闷。

疗法四

　　【组成】益母草 6 克，红糖 15 克，茶叶 3 克。

　　【制配】将益母草、红糖、茶叶用开水泡 15 分钟，代茶饮。

　　【主治】血虚型产后腹痛。

疗法五

　　【组成】老生姜 60 克，羊肉适量。

　　【制配】将生姜、羊肉洗净切片入锅煮熟食之。

　　【主治】血虚型产后腹痛。

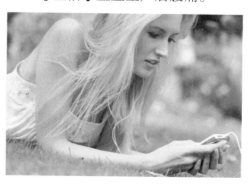

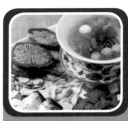

男科病良方

男人承担着社会和家庭的重担，一旦患病，将会给工作和生活带来极大的不便。然而，对于男科病的治疗比较复杂，不能把任何一种药物当灵丹妙药。

阴缩

阴缩或称缩阴，是指前阴部内缩，包括男子阴茎、阴囊内缩入腹。

疗法一

【组成】大葱 250 克，生姜粉 40 克，胡椒粉 15 克，硫黄粉 30 克。

【制配】将大葱、生姜粉、胡椒粉、硫黄粉共捣如泥，敷于脐部和脐下穴位上，上面再加热敷。

【主治】轻度阴缩。

疗法二

【组成】大蒜 1 头，白胡椒 3 克，食盐 5 克，冷米饭适量。

【制配】将大蒜、白胡椒、食盐、冷米饭共捣成泥和匀做饼敷于脐上，1 小时取下，每日 1 次。

【主治】轻度阴缩。

疗法三

【组成】生姜 30 克（或者老姜 60 克），酒适量。

【制配】酒煎生姜取汁顿服；或将老姜捣碎，热酒调匀，敷脐下 3 寸处。

【主治】阴缩。

疗法四

【组成】生姜 1 块，植物油适量。

【制配】将生姜的一端削尖，用 4 层纸包好，放在水中浸湿，然后放在炭火中煨烤，待纸干后取出，去纸趁热以姜的尖端蘸植物油插入肛门中，前阴即出。

【主治】阴缩属于肾阳虚寒者。

疗法五

【组成】大蒜、食盐各适量。

【制配】将大蒜去皮，同食盐共捣烂炒热，敷脐下 15 寸处之气海穴，盖以纱布，用胶布固定。

【主治】阴缩。

疗法六

【组成】老葱白3～7根，白酒50克。

【制配】酒煎浓汁顿服；或将老葱白1把切碎炒热，加白酒50克，趁热敷下腹部。

【主治】阴缩。

阳痿及阳强

阳痿是指男性生殖器萎弱无力，阴茎不能勃起，或临房举而不坚，不能完成正常房事的一种病症；阳强或称强中则是阴茎强硬而不萎，为肾中命门相火妄动，易使精髓耗损。

疗法一

【组成】枸杞30克，牛鞭1个，生姜6克。

【制配】将枸杞、牛鞭、生姜入锅，加水炖烂熟，吃肉喝汤，2～3天1次，10天为1疗程。

【主治】肾阳衰弱型阳痿。

疗法二

【组成】附子粉5克，干姜粉3克，葱白2根，红糖少许，粳米粥适量。

【制配】将附子粉、干姜粉、葱白、红糖加入煮沸的粳米粥中，同煮为稀粥，早晚各食1次。

【主治】肾阳不足、命门火衰之阳痿。

疗法三

【组成】牛睾丸2个，鸡蛋2个，盐、糖、豉、油、胡椒粉各适量。

【制配】将牛睾丸捣烂，鸡蛋去壳，加盐、糖、豉、油、胡椒粉拌均匀，入热锅煎，可佐餐食。

【主治】冬季肾阳不足，畏寒怕冷，腰酸背痛，阳痿，梦遗，小便频多。

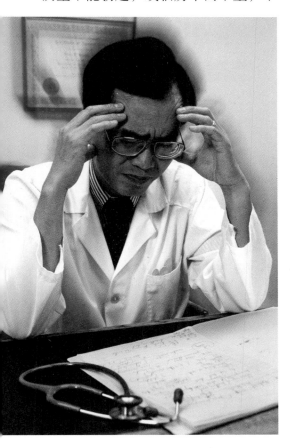

• 疗法四

【组成】麻雀蛋6个，盐末适量。

【制配】将麻雀蛋煮熟剥皮，蘸盐末吃。每次吃3个，每日吃2次，可连服3～5天。

【主治】肾虚、阳痿、举而不坚及早泄。

• 疗法五

【组成】炮姜末、小茴香末各5克，食盐少许，乳或蜜适量。

【制配】将炮姜末、小茴香末、食盐用乳或蜜调为糊，敷脐包扎，5～7天换1料，3～5料即愈。

【主治】阳痿。

• 疗法六

【组成】韭菜籽、蜂房各180克，纯谷酒、盐水各适量。

【制配】将韭菜籽用盐水拌湿，隔1夜微炒研细末，蜂房用纯谷酒喷湿，隔1夜焙干研细末，两药末混匀后装瓶备用，每日晚饭前服6克，白开水送服。

【主治】阳痿。

• 疗法七

【组成】大蒜15克，韭菜250克，鲜虾400克，葱、姜、盐、黄酒、植物油各适量。

【制配】将大蒜去皮，韭菜洗净切段，鲜虾去皮洗净，葱切段，姜切末，入油锅先炒葱再放其余调料，连续翻炒，至虾熟透即成，饮黄酒吃蒜、虾、韭菜，每天1次，10天1疗程。

【主治】阳痿，服药期间忌房事。

• 疗法八

【组成】佛手、生姜各10克，白糖适量。

【制配】将佛手、生姜入锅，加水煎去渣，加白糖温服。

【主治】忧郁伤肝，阳痿。

• 疗法九

【组成】干姜、牡蛎各50克。

【制配】将干姜、牡蛎共研细末，贮瓶备用，临睡时取药末适量敷于阴下部。

【主治】阳痿。

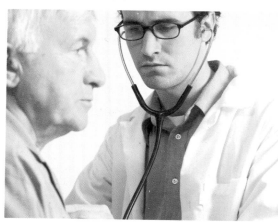

疗法十

【组成】大蒜 20 克，新鲜韭菜 60 克，韭菜籽 10 克，粳米 100 克，精盐适量。

【制配】将大蒜去皮，新鲜韭菜洗净切细或韭菜籽 10 克研成细末。先煮粳米粥。粥沸后加韭菜、精盐少许煮成稀粥食用。

【主治】肾阳不足阳痿、早泄遗精、遗尿等。

疗法十一

【组成】去皮大蒜 20 克，黑豆 50 克，切成块的狗肉 500 克。

【制配】将大蒜、黑豆、狗肉同置锅内加火炖烂，吃肉喝汤，每日 2 次，10 天为 1 疗程。

【主治】阳痿。

疗法十二

【组成】人参 10 克，茶叶 3 克。

【制配】将人参、茶叶入锅加水煎服。

【主治】阳痿。

疗法十三

【组成】白酒 500 毫升，人参 100 克，陈皮、生姜、大枣各 20 克。

【制配】将人参、陈皮、生姜、大枣在酒中浸 3 ~ 6 个月，每次服 5 毫升，每日 1 ~ 2 次。

【主治】阳痿。

遗精

遗精是指在没有性交、没有手淫的情况下精液自行泄出为主要症状的一种疾病。此疾多发生在夜间睡眠之时，有梦而遗称梦遗，无梦而遗，甚至清醒时精液流出称滑精。神经衰弱、前列腺炎、精囊炎等常引发遗精。

疗法一

【组成】鲜生地黄汁 50 毫升，粳米 100 克，大蒜 3 头，生姜 2 片。

【制配】将粳米加水煮粥，粥沸后加入鲜生地黄汁及生姜、大蒜煮成稀粥食用。

【主治】遗精。脾虚有湿，食少便溏者忌用。

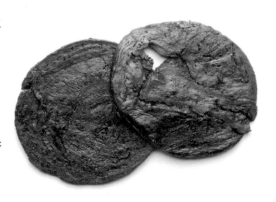

疗法二

【组成】葱籽、刺猬皮各60克。

【制配】将葱籽、刺猬皮研末，每次服6克，每日3次。

【主治】遗精。

疗法三

【组成】生黄瓜1条，大蒜10克，白糖60克。

【制配】将生黄瓜洗净，同去皮大蒜共捣烂，加白糖调匀。2小时后将水滤出，冷服，每天1次，10天1疗程。忌食烟酒及辛辣食品。

【主治】遗精。

疗法四

【组成】切片猪肾2个，碎胡核仁30克，去皮大蒜、猪油各少许。

【制配】将猪肾、碎胡核仁、大蒜同猪油炒熟，每天睡前趁热吃，10天为1疗程。

【主治】遗精。

早泄

早泄是指性交时间极短即行排精，甚至在性交前便发生泄精的病症。

疗法一

【组成】公鸡1只，糯米酒300毫升，油、盐各适量。

【制配】将公鸡去肠杂洗净切碎，加油盐炒，与糯米酒300毫升同入碗加水蒸熟服。

【主治】早泄。

疗法二

【组成】大蒜50克，韭菜100克，蚕蛹150克，植物油、食盐各适量。

【制配】大蒜去皮，韭菜洗净切段，蚕蛹洗净，加植物油、食盐同炒佐餐，每天1次，半月为1疗程。

【主治】早泄。用药期间节制房事。

疗法三

【组成】大蒜2头，丝瓜250克，蜂蜜30克。

【制配】将大蒜、丝瓜、蜂蜜入锅加水煎服，每天1次，10天为1疗程。

【主治】早泄。用药期间节制房事。

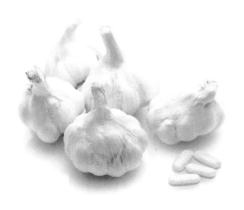